Der Trauer Worte geben

Tom Crider

Der Trauer Worte geben

Der Weg eines Vaters durch Trauer und Schmerz

Aus dem Englischen von
Anne Ruth Frank-Strauss

Scherz

Tom Crider, 1941 in Baltimore, Maryland, geboren, ist Journalist. Er lebt heute mit seiner Frau in Southbury, Connecticut.

Die Originalausgabe erschien 1996
unter dem Titel «Give Sorrow Words»
bei Algonquin Books of Chapel Hill, North Carolina

Erste Auflage 1999

Einbandgestaltung: Elisabeth Petersen
unter Verwendung eines Fotos der
Bildagentur Super Stock, München

Gib Worte deinem Schmerz: Gram, der nicht spricht,
Preßt das beladne Herz, bis daß es bricht.

Macbeth, IV. Akt, 3. Szene

Liebe Leserin, lieber Leser,

ich kenne Sie nicht und weiß nicht, warum Sie dieses Buch zur Hand genommen haben. Wenn Sie trauern, fühle ich mit Ihnen und hoffe, Sie schöpfen ein wenig Trost aus diesen Seiten. Wenn Sie dies lesen, weil der Titel Sie neugierig gemacht hat, dann werden Sie sich vielleicht an meine Geschichte erinnern, wenn es Ihnen einmal wichtig ist zu wissen, daß Sie nicht allein sind.

Dieses Buch ist nicht mehr (und nicht weniger) als die Geschichte eines Menschen, der mit seiner Trauer fertig werden mußte. Es steht mir nicht zu, Ihnen zu sagen, wie Sie mit Ihrem Schicksalsschlag leben sollen; dies ist kein «Selbsthilfe»-Buch. In einem buddhistischen Gleichnis erhält eine vor Schmerz wahnsinnige Frau, die ihren toten Sohn in den Armen trägt, den Rat, auf die Suche zu gehen und sich von jedem Menschen, der keinen schrecklichen Verlust erlitten hat, ein Senfkorn geben zu lassen. In jedem Haus hört sie eine Leidensgeschichte, und sie beginnt in ihrem Innersten zu verstehen, was sie wohl schon vorher, wenn auch nur oberflächlich, gewußt hat: daß der Tod in das Leben eines jeden Menschen eingreift. Wenn Sie dieses Buch lesen, dann stellen Sie sich vor, Sie stehen vor meiner Tür und lassen sich meine Geschichte erzählen. Sie ist nur eine unter vielen – eine so herzzerreißend wie die andere – und kann, wie das Gleichnis von den Senfkörnern andeutet, tröstlich für diejenigen sein, die bereit sind zuzuhören.

Ich war schlecht vorbereitet auf die Tragödie, die mein Leben erschütterte. Als Mittelschichtsamerikaner mit höherer Bildung und überdurchschnittlichem Glück war ich eine Zeitlang vom Tod abgeschirmt. Ich hatte keine religiösen Überzeugungen, besuchte keine Kirche, Synagoge oder Moschee. Ich war das, was man als einen spirituellen Einzelgänger bezeichnen könnte, gewissermaßen ein Skeptiker, der mehr der Vernunft als den Emotionen traute.

Der plötzliche Tod meiner einundzwanzigjährigen Tochter Margaret warf mich aus meinem geistigen, psychischen und emotionalen Gleichgewicht. Wie ein Hund, der plötzlich getreten wird von einem Menschen, der ihn jahrelang freundlich behandelt hat, war ich bis in meinen tiefsten Wesenskern erschüttert. Und ich hatte keinen Glauben, an den ich mich halten konnte. Die wohlmeinenden Menschen, die mir von Gottes Liebe, von Gottes Plan, vom Leben nach dem Tode und ähnlichen Glaubensinhalten sprachen, konnten nicht wissen, wie unverständlich mir solche Behauptungen waren und wie wütend sie mich zeitweise machten.

Da ich gern lese, suchte ich Hilfe in Büchern – und stellte fest, daß alles, was ich zum Thema Verlust finden konnte, entweder aus einer konventionell religiösen Einstellung oder aus der Sicht der «New-Age»-Bewegung heraus geschrieben war. Diese Bücher setzen den Glauben an Dinge wie Unsterblichkeit und die Güte Gottes voraus, die ich beide in Frage stellte. Was ich brauchte, waren keine Predigten, sondern Begleitung im Schmerz und Toleranz für meine Zweifel und meine Verwirrung. Ich suchte weiter, bis ich Geschichten, Mythen, Gedichte und persönliche Berichte fand, die zu mir sprachen. Das bedeutet nicht, daß ich keine Unterstützung von lebenden Menschen erhalten hätte: Ich bekam sie und war dankbar dafür. Doch während der schwärzesten Monate half mir die nächtliche Lektüre, meine persönliche Erfahrung in einem größeren Zusammenhang zu sehen. Bücher führten mich in einen heilsamen Strom von Geschichten, Ideen, Gedichten und Emotionen, der aus dem Geist und den Herzen von Menschen aller Kulturen und Zeitalter fließt. Dieses Kontinuum hat mich getröstet. Tröstet mich immer noch.

Vielleicht gehen meine Worte in diesen Strom ein. Ich hoffe es. Und ich hoffe, daß Sie beim Lesen etwas von der Musik vernehmen, die ich gehört habe.

Tom Crider

«Am Mittwoch um 14 Uhr wird in der Christ Church ein Gedächtnisgottesdienst für Margaret Erica Crider abgehalten. Die Beerdigung findet im Kreise der Familie statt; es wird gebeten, von Beileidsbesuchen abzusehen.

Miss Crider, 21, Studentin am Lafayette College, starb an Rauchvergiftung und Verbrennungen, als ihre im zweiten Stock gelegene Wohnung an der 106 Cattell St., Easton, Feuer fing. Die Feuerwehrmänner gehen davon aus, daß das Feuer durch mehrere Kerzen verursacht wurde, die weiterbrannten, als Miss Crider eingeschlafen war.

Nachdem Feuerwehrmänner sie kurz nach vier Uhr morgens aus dem kleinen Zimmer geborgen hatten, wurde sie im Easton Hospital für tot erklärt.»

JANUAR

Ein neues Jahr beginnt, in dem die Erde sich durch den Weltraum bewegt und die Sonne von neuem umkreist. Ihre Umlaufbahn hat sich durch die plötzliche Abwesenheit meiner Tochter nicht im mindesten verändert.

Ich wache auf und liege im Dunkeln. Wieder füllt ihr Zimmer sich mit Rauch. Sie erhebt sich aus dem Bett. Der Rauch ist entsetzlich dicht. Sie stolpert auf das Fenster zu und fällt über einen Stuhl. Dort, so sagen die Feuerwehrmänner, haben sie ihre Leiche gefunden.

Wenn ich sehe, wie sie aufsteht, versuche ich, in den Rauch zu langen und sie zur Tür zu lenken. «Da ist sie doch, Margaret. Nur zwei Schritte entfernt!» Sie hört mich nicht. Sie dreht sich um, geht auf das Fenster zu, fällt über den Stuhl und stirbt. Wieder und wieder.

Er kann es nicht fassen. Es ist einen Monat her, da lag er in seinem Haus auf dem Hügel und schlief; alles war an seinem Platz, seine geliebte Tochter Margaret im College. Dann ein Klopfen an der Tür, die Hunde bellten, und aus dem Dunkel traten Polizisten heran und sagten, daß Margaret soeben in einem Feuer ums Leben gekommen sei.

Meine liebe, süße Margaret, mein einziges Kind ... tot?

Er steht auf einem gefrorenen Stoppelfeld, die Sonne über ihm ein blasses Loch im grauen Himmel, das Wärme aus der Erde saugt. Er sucht sie in dem Schatten am Waldrand.

Im Briefkasten liegt ein Umschlag vom Rettungsdienst. Er ist an Margaret adressiert. Er enthält eine Rechnung für das, was sie an Lebensrettungsversuchen unternommen haben. «Erweiterte lebensrettende Maßnahmen wurden bei Verdacht auf folgende Probleme angewandt: Herzstillstand, Verbrennungen, Atemstillstand.»

Das Wort *Verbrennungen* erschreckt ihn. Er weiß, daß man, wenn jemand aufgehört hat zu atmen, keine Verbrennungen behandelt – man macht Herzdruckmassage, künstliche Beatmung. Hat sie noch gelebt, als die Feuerwehrmänner sie nach unten trugen?

> Ich stelle mir vor, der Sanitäter zu sein; ich knie vor ihr, biege ihren Kopf zurück, drücke ihre Nasenflügel zusammen, lege meine Lippen auf ihre. Zwei lange Atemzüge, um ihre Lungen zu füllen, dann prüfe ich, ob Herzschlag und Atmung wieder eingesetzt haben.

Ist es dem Sanitäter schwergefallen, seinen Mund auf ihr verbranntes Gesicht zu legen? Hat er eine Spur von Leben in sie zurückkehren sehen? Haben ihre Lider sich flatternd geöffnet?

Im Laufe des Tages liest er die Rechnung mehrmals. Handelt es sich um einen Irrtum, wenn dort steht, daß ihre Verbrennungen behandelt worden sind? Haben sie sie für einen kurzen Moment zurückgeholt? Hat sie noch einmal um Leben und Luft gekämpft?

Ich werde anrufen und fragen: Ist meine Tochter noch einmal zurückgekommen?

Ist sie?

Seine Frau Mieke und er haben im Hotelzimmer auf den Bestattungsunternehmer gewartet. Es klopfte. Ein Mann kam herein und sprach Mieke an, doch sie sagte, sie sei nicht die Mutter, und wies auf ihren Mann. Der Bestattungsunternehmer überreichte ihm einen rötlichbraunen Plastikbehälter, etwa 25 Zentimeter lang und 15 Zentimeter hoch, keine fünf Pfund schwer.

Darin befand sich der Körper seiner Tochter, zu einem Häufchen Asche verbrannt; nicht eigentlich sie, sondern ein paar ihrer Moleküle waren in diesem häßlichen Plastikklotz. Er war ihr so nahe, wie er es nie wieder sein würde.

Er legte sie in einen Picknickkorb, neben drei Rosen. Er kniete sich auf den Boden und weinte.

Ich weine, wenn ich jetzt daran denke. Ein Leben lang habe ich vorgegeben, unverletzbar zu sein; nun überraschen mich meine Tränen. Sie sind wie Edelsteine, die aus der Tiefe der Erde emporkommen.

Aufgewacht in der Nacht, steht er im Dunkeln vor Margarets Asche (jetzt nicht mehr in dem Plastikbehälter, sondern in einem geschnitzten Holzkasten). Er verspürt den Drang, den Kasten zu öffnen, ihre Asche mit beiden Händen zu greifen und sie zu essen.

Bilder quälen ihn, von Dingen, die man ihm gesagt und nicht gesagt hat. Er stellt sich die Autopsie vor. Ihr Körper liegt nackt auf einem Tisch, ihr verbranntes Gesicht starrt nach oben, ihr Leib ist aufgeschnitten, die Lungen liegen bloß, ihre Vagina wird nach Hinweisen auf sexuelle Aktivität untersucht. (Keine, nach Aussage des amtlichen Leichenbeschauers.)

Zu Peter, dem jungen Mann, mit dem sie zusammen war und der das Glück hatte, aus irgendeinem Grund aufzuwachen und zur Tür hinauszustolpern, hat er gesagt, er werfe ihm nicht vor, daß er nicht umgekehrt sei, um sie zu retten. Peter hat gesagt, er sei die Treppe wieder hinaufgekrochen, mit Töpfen voll Wasser und einer Decke über dem Kopf, doch der Rauch sei zu dicht gewesen. Von der Tür aus habe er durch den Qualm in ihrem Zimmer einen orangeroten Schimmer gesehen. Er habe nach ihr gerufen. Er habe sie fallen hören.

Er hörte sie fallen.

Der Himmel ist ein flacher Stein, die Luft frostig und still. Er geht durch den Wald zum Fluß und setzt sich auf einen mit einer Eisschicht überzogenen Felsen. Die Bäume entlang des Ufers stehen still und kraftvoll da wie immer. Sie lassen ihre Zweige nicht hängen, was sie seinem Gefühl nach tun sollten. Für ihn ist ihr Tod eine Tragödie. Für den Rest der Welt ist er nichts.

> Ein Mensch ist etwas Riesenhaftes, viel größer als der physische Leib. Wenn ein Mensch stirbt, ist viel mehr dahin als die Gestalt, die du einst fotografieren oder berühren konntest. In den Augen derer, die uns lieben, sind wir gewaltig aufgebauscht, wie Ballonfiguren in einer Parade. Die Leere, die ich durch den Verlust meiner Tochter verspüre, ist unendlich viel größer als der Raum, den sie eingenommen hat – eine junge Frau, die eins sechzig groß war und 52 Kilo wog.
>
> Was genau macht ihre Abwesenheit so groß? Alles, was sie gesagt, gedacht, gefühlt hat und war. Alles, was sie gesagt, gedacht, gefühlt hätte und gewesen wäre. Alles, was ich mir vorgestellt habe, das sie war und sein würde. Die Wirkung, die sie auf mich hatte und auf je-

den, der ihr begegnete. Was ich für sie empfand, wenn sie neben mir saß, und was mir an Gefühlen blieb, wenn sie gegangen war. Die Hoffnungen, die ich für sie hegte (und damit auch für mich), die Unruhe, die Erwartung, die ich verspürte, wenn ich wußte, daß ich sie bald sehen würde. Selbst die Sorgen und Ärgernisse, die sie mir gelegentlich bereitete. Das alles – viel mehr als ihre relativ kleine physische Existenz – ist verschwunden; es hinterläßt ein Loch im Universum und Fetzen von Erinnerung.

Wenn ich gewußt hätte, daß sie so groß war und daß ihr Scheiden einen solchen Hohlraum hervorbringen würde, ich wäre jeden Morgen auf die Knie gefallen, um sie anzubeten. Ich hätte zu ihren Füßen Blumen gestreut, und jedes Lächeln, jeder Blick von ihr, jedes ihrer Worte wäre mir teuer gewesen.

Nachts, wenn er nicht schlafen kann, liest er Bücher über Tod und Religion. In einigen heißt es, sie sei nicht wirklich tot, in einigen, Gott habe andere Pläne für sie. Er hat nie an einen Gott geglaubt, der das Leben der Menschen lenkt oder über ihren Tod entscheidet, und die Vorstellung von Unsterblichkeit hat er immer für Wunschdenken gehalten. Jetzt, da sein Verstand wie seine Gefühle in Aufruhr sind, will er einfach nicht wahrhaben, daß sie nicht mehr da ist. Er stellt fest, daß er bereit ist, nahezu alles zu glauben. Er ist wie ein Bettler im Winter, der Kiste um Kiste voller alter Mäntel durchwühlt auf der Suche nach einem, der ihm paßt.

Ich bin nicht mehr der, der ich war. Meine Vernunft, mein Urteilsvermögen und alle meine Abwehrkräfte haben sich aufgelöst; verwirrt und ängstlich sehe ich mich einer Welt ausgeliefert, die mir plötzlich fremd geworden ist.

Halb wach im Dunkeln liegend, zu müde, um aufzustehen, träumt er von Sanitätern, die sie zu retten versuchen. Ein Luftzug vom Fenster her zerzaust sein Haar. Ihm ist, als wäre es Margaret, die ihm übers Haar streicht und sagt: «Ist schon gut, Dad. Mach dir keine Sorgen um mich. Mir geht es gut.»

> Sie war mein Kind, mein kleines Mädchen (so kam es mir jedenfalls immer noch vor). Doch nun fühle ich mich wie das Kind – benommen, verletzt, voller Angst.

Er sieht den Tod jetzt überall. Er weiß, daß andere Menschen sich seiner Gegenwart nicht in dem Maße bewußt sind. Auch er hat sie früher nicht wahrgenommen. Er ist durchs Leben gesegelt, als sei der Tod ein ferner Kontinent.

Natürlich wußte er, daß der Tod jeden jederzeit treffen kann. Als ehrenamtlicher Fahrer der städtischen Ambulanz hatte er es oft genug mit angesehen. Er denkt an die alte Dame, die an einem sonnigen Donnerstagmorgen auf ihrer Fahrt zum Friseur mit einem mit Kies beladenen Lastwagen zusammenstieß. Er erinnert sich an das Foto auf ihrem Führerschein, an das freundliche Lächeln, das einmal das Gesicht zu jenem Körper erhellte, den er aus dem Auto geborgen hatte.

Doch weder durch ihren Tod noch durch andere, die er gesehen hatte, war er auf den Tod seiner Tochter vorbereitet worden.

> Wie kann Margaret – mein erstaunlich lebendiges Kind, das gerade zur Frau heranreifte – so vollständig verschwunden sein? Für immer. Das ist unmöglich.

Nichts ändert etwas daran, daß sein Leben so weitergeht wie zuvor: Er hat sein Geschäft nicht verloren, er ist nicht krank geworden, sein Haus steht noch, die Sonne geht auf, Vögel flattern in den Büschen. Er steht morgens auf und denkt: «Ich ziehe dieselben Schuhe an, genau wie vorher.» Er ißt, arbeitet in seinem Büro, spricht mit Leuten, lächelt sogar.

Mein Körper bewegt sich von allein, durch Türen, an Bäumen vorbei. Ich schwebe über mir und beobachte, wie ich mich drehe wie ein Blatt in einer Windböe.

Er liest ein Buch über Trauer, von einem christlichen Autor, dessen Frau kurz nach der Hochzeit an Krebs gestorben ist. Während des Lesens fühlt er die Qual des Autors, doch seine Religion ist ihm keine Hilfe.

Das Leiden seiner Frau und sein eigener Schmerz veranlassen den Autor, seinen Glauben an einen Gott, der sich um die Menschen kümmert, in Frage zu stellen. Er sagt: «Wenn es mit der Güte Gottes nicht zu vereinen ist, daß er uns Schmerz zufügt, dann ist entweder Gott nicht gut, oder es gibt keinen Gott.» Der Autor kommt – vorhersehbar, aber nicht überzeugend – zu dem Schluß, es sei *nicht* unvereinbar mit der Güte Gottes, daß er den Menschen Schmerz zufügt.

Soll ich an die Güte eines Gottes glauben, der meine Tochter in ein brennendes Zimmer eingesperrt hat?

Er starrt hinaus in die Nacht. Wie klein sind die Momente seines Lebens in diesem ungeheuren Dunkel. Ein Hemd auswählen, Suppe schlürfen, selbst Augenblicke des Vergnügens oder der Leidenschaft: wie belanglos neben der dunklen Erhabenheit des alles überragenden, großartigen Todes.

Er stellt sich vor, wie sie den Rauchmelder aus ihrem Zimmer entfernt, und denkt: «Das dumme Ding brauche ich nicht.» Sie war ein neunmalkluges Kind, das sich zweifellos für unsterblich hielt.

Er erinnert sich an das einzige Mal, als er sie geschlagen hat. Es war an einem Sommertag; sie und ihre Cousine Betsey, beide ungefähr vier Jahre alt, waren zum Teich hinunter gelaufen, um dort zu spielen. Er erwischte sie, wie sie durch das Feld zurück zum Haus gingen, nackt, schlammverschmiert und lachend. Überwältigt von Zorn und Angst, versohlte er ihnen den Po und schrie: «Ihr hättet ertrinken können!» Als Margaret älter war, erzählte sie lachend die komische Geschichte von dem einzigen Mal, da ihr Dad sie verhauen hatte.

Ich bin auch jetzt böse auf dich. Diesmal wirst du keine komischen Geschichten erzählen, oder?

Das einzige, was ihn momentan in Zeitungen interessiert, sind menschliche Tragödien, die mit seiner vergleichbar sind, und geologische oder noch größere Ereignisse. Bewegungen tektonischer Platten, Sonnen- und Mondfinsternisse, Kometen. Das Ungeheure und Mysteriöse.

Illustrationen zu einem Zeitungsartikel zeigen, wie die Umlaufbahn der Erde in Zyklen von hunderttausend Jahren ihre Form verändert. Unsere Bahn durch den Weltraum wird stärker elliptisch, kommt der Sonne etwas näher, bevor sie in einen größeren Bogen ausschweift. Diese Verschiebungen der Umlaufbahn beeinflussen das langsame Vordringen und Zurückweichen der Gletscher an Nord- und Südpol. Geologen sagen voraus, daß in ein paar tausend Jahren eine neue Eiszeit anbrechen wird.

Die Erdachse, heißt es in dem Artikel, ist nicht so unerschütterlich, wie wir annehmen. Der Planet wackelt wie ein Kreisel, der an Schwung verliert. So beruhigend es auch sein mag, sich die Erde als eine Kugel vorzustellen, die sich mit Präzision in einem hervorragend ausbalancierten Sonnensystem dreht, genauer ist es doch, sie wie ein Kinderspielzeug zu sehen, das auf dem Fußboden herumrutscht. Ein erschreckender Gedanke, und doch ist er für ihn eine Bestätigung seiner eigenen Erfahrung – daß nichts so unerschütterlich ist, wie es scheint.

Ich träume, ich bin mit Margaret und Mieke im Wohnzimmer. Margaret sitzt in einem Sessel, von mir abgewandt. Ich gehe zu ihr hinüber und beginne, eine Art Antenne zurechtzurücken, die offenbar aus ihrem Kopf kommt. Ich blicke hinunter zu ihr, hantiere an der Antenne, und plötzlich fällt mir ein, daß sie sterben wird. Ich denke: «Ich werde weinen. Ich gehe lieber nach nebenan, damit sie es nicht sieht.»

Nachdem er im Morgenlicht meditiert hat, dreht er sich um und sieht in einem Fenster eine verzerrte Spiegelung seines Gesichts. Sein Kopf ist eingedrückt, und Blut tropft aus seinem Mundwinkel.

Kann meine Tochter, mein einziges Kind, das gewesen sein, was man einen Leichnam nennt? Kann ihr kostbarer Körper so kalt und reglos gewesen sein? Haben die Leute um sie herum geflüstert oder Witze gemacht – die Krankenhausangestellten, die sie zum Leichenhaus gefahren haben, der Leichenbeschauer, der sie untersuchte, der Mann oder die Frau, die ihren zierlichen Körper in den Verbrennungsofen geschoben hat?

Ich habe sie nicht gesehen, habe sie nicht tot gesehen. Der Leichenbeschauer sagte, ihr Gesicht und ihre Hände seien verbrannt. «Sie würden sie nicht sehen wollen», sagte er. Ich ließ mich überreden, doch jetzt wünschte ich, ich hätte ihr liebes, grausig entstelltes Gesicht angeschaut, denn ich kann mir nicht vorstellen, wie sie ausgesehen hat. Sie hat gelebt, sie hat geatmet, und ich habe sie geliebt. Wie konnte sie zu dem werden, was die Leute eine Leiche nennen?

Bei Sonnenuntergang gehen Mieke und er zum Skilanglauf auf einen sanft hügeligen Golfplatz. Nach einer Weile ist er ihr weit voraus und läuft an dem zugefrorenen Fluß entlang. Als er sich einer Fußgängerbrücke nähert, erblickt er vor sich einen alten Mann am Stock, dem jeder Schritt Schmerzen zu bereiten scheint. Er fragt den Mann, ob alles in Ordnung sei. Der Mann dreht sich langsam um und lächelt: «So weit, so gut.»

Er läuft weiter, hügelan, hügelab. Es ist fast dunkel, als er sich plötzlich schwach fühlt; ihm ist übel, und er muß sich in den Schnee legen. Ihm ist, als müsse er sterben, und er ist nicht sicher, ob er das nicht vielleicht möchte, allein in dem frischen Schnee, am Horizont die letzte Röte der Sonne, am Himmel die ersten Sterne. Er liegt da wie ein verwundetes Tier und starrt hinauf zu den Sternen, bis er aufstehen und langsam den Rückweg zum Auto antreten kann.

Er fürchtet, daß Nancy, Margarets Mutter, den Kummer nicht erträgt. Da sie seit ihrer Scheidung allein lebt, hat sie niemanden, der ihr Leid mit ihr teilt, niemanden, der sie in die Arme nimmt und tröstet. Er hat Miekes Unterstützung und ist trotzdem nahe daran, verrückt zu werden. Er stellt sich vor, wie es ist, heimzukommen in ein leeres Haus, wie Nancy Abend für Abend, und allein durch die trostlosen Zimmer zu wandern, Stunde um Stunde nur die eigenen Schritte zu hören. Wenn er mit Nancy telefoniert, ist ihre Stimme dünn, brüchig, ihr Weinen klingt schwach. Er möchte sie trösten, doch er weiß, daß er nichts zu sagen hat, das ihren Schmerz und ihre Einsamkeit lindern könnte.

In der Selbsthilfegruppe verwaister Eltern begegnet er Menschen, zu denen er ganz unmittelbar einen Draht hat. Auch ihnen hat der Tod eines Kindes das Herz gebrochen. Sie wissen, wie es ist.

Nachdem er der Gruppe Margarets Tod geschildert hat, sagt eine Frau, ihre Tochter sei auch im College gewesen, als sie starb. Er fragt, wie ihre Tochter ums Leben gekommen sei. Die Frau holt tief Luft. «Es ist sehr schwer!» Sie schluchzt auf. «Selbstmord!» Und dann bricht sie in Tränen aus. Eine Minute später sagt sie: «Das ist das erste Mal, daß ich es ausgesprochen habe.» Ihre Tochter ist bereits seit zwei Jahren tot.

Die Treffen finden in einer katholischen Kirche statt, und viele in der Gruppe sprechen von Gott als einem gütigen Wesen. Er möchte ihren Glauben nicht in Frage stellen, aber er begreift nicht, wie sie so über einen Gott denken können, der es für nötig hielt, ihre Kinder zu töten. Stellen sie sich Gott als eine Art Zuchtmeister vor – wie der Autor des Buches, das er liest –, als einen, der ihnen ihr Liebstes wegnimmt, um ihnen eine Lehre zu erteilen?

> Ich bin wie eine Schnecke, tief in mich selbst hineingetrieben, in einen dunklen, beengenden Raum, wo ich nichts sehen kann und wo schädliche Dämpfe mein Gehirn vergiften.

Er ist draußen im Schnee und hackt Holz. In ihm faucht Zorn wie eine wütende Katze. Es tut gut, Blöcke zu spalten, Schlag für Schlag, doch die Wut sitzt zu tief, um sich entladen zu können.

Es wäre gut, wenn er jemanden hätte, den er für Margarets Tod umbringen könnte. Er versteht die Rachegelüste von Menschen, die in Kriege, Aufruhr, Revolutionen verwickelt sind. Wenn er Palästinenser wäre und Margaret wäre von Israelis erschossen worden, dann würde er Terrorist werden. Wenn er Israeli wäre und seine Tochter wäre von der Autobombe eines Terroristen in Stücke gerissen worden, dann würde er ein verdammt rachsüchtiger Soldat werden.

Als er im Büro sitzt, hört er seinen Schwiegervater Arthur durch die Hintertür hereinpoltern und durch das

Wohnzimmer stapfen. Er dreht sich um und sieht Arthur in der Tür stehen. Das Gesicht des alten Mannes ist rot von der Kälte, sein weißes Haar steht steil hoch, seine Hände sind schwarz von Schmierfett.

«So ein Mist», brummt Arthur und starrt ihn unverwandt an.

«Meinst du das Auto?» fragt er.

«Du weißt schon!» sagt Arthur und starrt weiter.

«Ja, ich weiß», sagt er.

Arthur erzählt einen Witz über einen Mann, der Probleme mit seinem riesigen Geschlechtsorgan hat, und lacht so laut, daß Ursa aufsteht und beunruhigt mit dem Schwanz wedelt. Arthur hilft sich mit Rauhbeinigkeit und Humor, um den Qualen des Lebens eine Nase zu drehen.

Spät in der Nacht ist der Himmel dunkel, mondlos. Sterne stehen still im fernen Weltraum. Allein in der Stille und Kälte wartet er auf etwas. In den ersten paar Tagen nach ihrem Tod hat er oft ihre Nähe gespürt, nicht wie einen Geist, sondern wie eine vage Anwesenheit. Er hofft auf die Wiederkehr dieses Gefühls. Es stellt sich nicht ein, doch als er suchend zu den Sternen aufblickt, hört er den fernen Klang ihrer Stimme. Vielleicht ist es Einbildung, vielleicht ein anhaltendes Vibrieren seiner Gehörnerven. Er hört, doch er weiß nicht, was er hört.

Er hat nie an Geister oder ein Leben nach dem Tode geglaubt, auch wenn er es nicht für unmöglich hielt, daß sie existieren. Er hat sich seines Urteils enthalten und gedacht: «Wenn diese Dinge sich mir zeigen, dann werde ich an sie glauben.» Jetzt, da er sich danach sehnt, Margaret zu sehen, und den Gedanken, daß sie völlig und für immer verschwunden ist, nicht ertragen kann, hofft er, daß sie ihm erscheint. Es wäre ihm gleichgültig, wenn die Intensität seines Verlangens ihm vortäuschte, er sähe sie zwischen den Bäumen stehen.

Bitte, Margaret, komm zurück. Umarme mich, und diese Tränen werden sich in Freudentränen verwandeln. Bitte, Margaret. Ich vermisse dich mehr, als ich ertragen kann.

Sein Freund Alan schlägt ihm vor, es einmal mit der sogenannten Körperharmonie-Behandlung zu versuchen. Sie soll Streß abbauen und andere psychische und selbst spirituelle Wohltaten vollbringen. Während er auf einem Tisch liegt, hebt der Therapeut seinen Arm, läßt ihn langsam kreisen und fragt: «Fühlen Sie Margarets Gegenwart?» Er sagt: «Nein.» Der Therapeut sagt: «Ich fühle sie. Sie ist hier.»

Ein Fremder fühlt ihre Gegenwart und ihr Vater nicht.

Als er etwa eine Stunde später aufbricht, folgt ihm der Therapeut zur Tür und flüstert: «Es ist okay, glücklich zu sein. Es ist okay, glücklich zu sein.»

Er liest in einem Zeitungsartikel über die Entdeckung eines weiteren Massengrabs in Timişoara, Rumänien. Als die Leichen freigelegt wurden, standen Freunde und Angehörige derer, die seit dem Aufstand im Dezember noch vermißt wurden, daneben und warteten darauf, unter denen, die seit kurz nach Weihnachten dort begraben lagen, ihre Lieben zu identifizieren. So auch der Vater einer jungen Frau, die bei den Protestkundgebungen verwundet worden war (das letzte, das er von ihr wußte). Als der Mann zu ihrem verfärbten Leichnam geführt wurde, sah er, daß sie zu Tode gefoltert worden war. Er fühlt die Qualen dieses Mannes, wie er es früher nicht vermocht hätte.

Wenn sie lebte, hätte sie angerufen, oder sie hätte mir einen Brief geschrieben. Ich weiß, daß sie das getan hätte, also muß sie tot sein – die Polizei hat es gesagt, ich habe mit dem Leichenbeschauer gesprochen, mit den Feuerwehrmännern. Es ist ein Gedächtnisgottesdienst abgehalten worden. Und das, was angeblich ihre Asche ist, steht im Regal.

Pater Fred, der Priester, der in jener Nacht dabei war, als die Polizisten ihnen sagten, daß Margaret tot sei, kommt vorbei. Er erzählt dem Priester, wie er ein paar Tage nach ihrem Tod auf einen Berg in den Berkshires geklettert ist.

Er wollte eine anstrengende Bergtour machen, um seinen Körper von der schrecklichen Spannung zu erlösen, deshalb nahm er den steilen Pfad zwischen den Schierlingstannen am Bach und an den Wasserfällen entlang. Als er am höchsten Wasserfall vorbei und zu den Felsnasen oberhalb der Baumgrenze geklettert war, beschloß er, allein und dem Himmel nahe, mit einer Zeremonie von Margaret Abschied zu nehmen. Er verließ den Pfad und fand ein Felsplateau, das eine weite Sicht über Seen und graue Hügel bot. Er setzte sich neben einer verkümmerten Kiefer in den Schnee und pflückte einen ihrer verwitterten Zapfen. Mit seinem Taschenmesser schnitt er sich ins Handgelenk und bestrich den Kiefernzapfen mit seinem Blut. Er ließ ein paar Tränen darauf fallen, dann kratzte er ein Loch in die Erde und begrub ihn. «Auf Wiedersehen, Margaret, auf Wiedersehen. *Om shanti, shanti, shanti,* Friede, Friede, Friede.» Er blieb am Rand der Granitklippe sitzen und blickte zum Horizont, bis das Licht zu verblassen begann, dann stieg er im Dunkeln den Berg hinunter.

Immer wieder werden ihm fälschlicherweise Krankenhausrechnungen geschickt; sie vermitteln ihm Schrekkensvisionen von Schwestern und Ärzten, die Wiederbelebungsversuche an ihr vornehmen: «Schlauch 14 F 48, Blutgasanalyse, Schrittmacherkoffer, Zentralvenöser Katheter, Intensivbehandlung. $ 408.75.»

Er weiß, daß bei so jungen Menschen wie Margaret besondere Anstrengungen zur Lebenserhaltung unternommen werden. Er war selbst einmal dabei – ein junger Mann, gerade in Margarets Alter, hatte ein Krankabel gehalten, das eine Hochspannungsleitung streifte. Er erinnert sich, wie er seine Hände genau auf die Löcher legte, die der elektrische Strom dem jungen Mann in die Brust gebrannt hatte. Alle in der Rettungsmannschaft wußten, daß es aussichtslos war, doch sie weigerten sich, einen so jungen Menschen aufzugeben; also machte er weiter, drückte rhythmisch auf den Brustkorb des jungen Mannes, wieder und wieder, den ganzen Weg bis zum Krankenhaus.

> Vielleicht brauche ich die Krankenhausrechnungen ja, diese sich wiederholenden Beweise ihres Todes. Sonst würde ich noch öfter als ohnehin schon denken, daß sie vielleicht doch noch am Leben ist.

Im Herzzentrum des Waterbury Hospital läuft er auf einem Ergometer; Drähte sind an seinem Körper befestigt. Die Krankenschwester fragt ihn, ob er Kinder hat. Er erzählt ihr von Margaret. Sie verstummt. Das Laufband steigert alle zwei Minuten die Geschwindigkeit, bis er schließlich nicht mehr kann. Der Kardiologe sagt, das EKG zeige in der dreizehnten Minute eine «ST-Wellendepression». Es könne ein «Artefakt» sein, doch sei es ratsam, bald einen weiteren, vollständigeren Test durchzuführen.

Er versteht das nicht. Er treibt regelmäßig Sport, hält sein Gewicht unter Kontrolle, ißt vorwiegend vegetarisch und hatte nie zuvor ein Anzeichen von Herzproblemen. Jetzt hat er Schwächeanfälle, und sein Herz schlägt in unberechenbarem Rhythmus. Als er fragt, ob dies durch die Trauer ausgelöst sein könnte, sagt sein Arzt, ein Freund: «Unmöglich, Tom. Nicht etwas, das im EKG zu sehen ist.»

Als er im Bett liegt, wirbeln Erinnerungen und Phantasien um ihn herum und hindern ihn am Einschlafen. Er wandert durch die stillen Zimmer und tritt hinaus in die

Nacht. Er geht die lange Auffahrt hinauf und hinunter und hofft, sie irgendwo zu sehen, im Dunkeln oder unter den Sternen. «Margaret, bist du da?»

Die Leute sagen, Margaret sei bei Gott. Jemand erklärt: «Sie ist in einer besseren Welt.»

James Russel Lowell schrieb ein Gedicht, nachdem seine Tochter begraben worden war. Darin dankt er einem Freund für den Versuch, ihn zu trösten, fügt aber hinzu: «Seit die Erde sich über ihrem Sarg schloß, höre ich immer nur das und nicht dich.»

Als er sich wieder einmal nicht auf seine Arbeit konzentrieren kann, verläßt er das Büro und geht hinunter zum Teich. Windböen fahren in die Kiefern und stoßen ihre Zweige gegeneinander. Er blickt hinauf zum klaren Himmel, der endlos hoch zu sein scheint, und stellt sich vor, daß Margaret von den Böen in dieses Blau getragen wird.

> Der Körper meines kleinen Mädchens, Asche und Rauch, vor Wochen aus dem Krematorium aufgestiegen, ihr Selbst und ihr Geist nichts Zusammenhängendes mehr, verstreut sich in der Atmosphäre und breitet sich mit jedem Tag weiter und weiter aus.

F E B R U A R

Er betritt die Sauna und sieht Leo auf der oberen Bank sitzen. Als Leo ihn fragt, wie es ihm geht, sagt er: «Es ist schwer, Leo, wenn du die Wahrheit wissen willst.»

Sie reden über das, was Leo jetzt beruflich tut; er lehrt, wie man liebt. Nach einer Weile steht Leo auf, verabschiedet sich und sagt: «Margaret hat getan, wozu sie hergekommen ist, Tom.»

«Ich wünschte, ich könnte das glauben, aber ich kann es nicht», sagt er.

«Du mußt wissen, Tom», sagt Leo mit erhobenem Zeigefinger, «ihre Zeit war gekommen.»

Vergiß es, Leo, hätte er sagen sollen.

Es ist ihm unbegreiflich, wie Menschen so etwas glauben können. Ihre Zeit war gekommen? Fehlt ihm vielleicht etwas, irgendeine Schaltung, die andere Menschen in die Lage versetzt zu verstehen, was er nicht verstehen kann?

Heute vor zwei Monaten, in einer kalten Dezembernacht, weckte uns kurz vor dem Morgengrauen das Bellen der Hunde. Ich schaute zum Fenster hinaus und sah ein Polizeiauto mit blinkenden Lichtern in der Auffahrt stehen. Unter mir, unter dem Verandalicht, stand ein schnauzbärtiger Fremder, blickte zu mir herauf und gestikulierte. Ich ging nach unten und ließ sie ein. Wir standen im Wohnzimmer. Der Mann mit dem Schnauzbart, der einen Priesterkragen trug, ging auf Mieke zu, beugte sich vor, stöhnte leise und sagte: «Ich muß Ihnen zu meinem großen Kummer sagen, daß Ihre Tochter Margaret heute nacht um vier Uhr bei einem Feuer ums Leben gekommen ist.» Er legte eine Hand auf ihren Arm, doch sie ließ ihn stehen und kam mit geweiteten Augen auf mich zu.

Nach dem Frühstück macht er einen Spaziergang in der Hoffnung, daß die Kälte seinen Geist wachrüttelt. Im Büro versucht er zu arbeiten, doch wenn er einen langen Satz zu Ende gelesen hat, hat er den Anfang schon wieder vergessen. Nicht nur, daß der Kummer ihn ablenkt, die Sache, mit der er sich beschäftigt – die Herausgabe eines Mitteilungsblattes über Computer –, erscheint ihm unerträglich trivial. Er sitzt reglos an seinem Schreibtisch und starrt aus dem Fenster auf totes Laub.

Seine Freunde John und D. J. wollen ihm bei der nächsten Ausgabe seines Mitteilungsblattes helfen, und obwohl er ihr Angebot lieber nicht annehmen würde, bringt er ihnen die Arbeit. Anschließend fühlt er sich getröstet durch ihre Freundlichkeit, dadurch, daß sie auf diese Weise das Schreckliche, das geschehen ist, anerkennen.

Auch wenn er selten direkt darüber sprach, sein Vater, ein Dekan der presbyterianischen Kirche, hatte Vertrauen in die Güte Gottes. Doch ein paar Jahre vor seinem Tod rief er eines Tages an, um ihm zu erzählen, daß eine junge Frau, die er kannte, von drei Männern vergewaltigt und ermordet worden war, während ihre Kinder im Zimmer nebenan eingesperrt waren. «Das läßt mich an meinem Glauben zweifeln», sagte er mit zitternder Stimme.

Nach dem Tod seines Vaters hat er in dessen Regal ein Buch gefunden, in dem es um die Frage ging: «Wenn Gott gütig ist und uns liebt, warum läßt er dann zu, daß schreckliche Dinge geschehen?» Die Antwort des Autors war, daß Gott nicht verantwortlich ist für solche Dinge, weil er sein Werk – aus dem Chaos Ordnung zu schaffen – nicht vollendet hat. Wir leben am sechsten Schöpfungstag, und Gott bemüht sich immer noch, sein Werk zu vervollkommnen. Wenn also eine verirrte Kugel ein kleines Mädchen tötet, das zufällig im falschen Augenblick über die Straße geht, dann ist das nicht Gottes Schuld. Solche Dinge, sagt der Autor, «sind nicht Gottes Wille, sondern stellen einen Aspekt der Realität dar, der unabhängig von seinem Willen existiert und der Gott ebenso zornig und traurig macht, wie er uns zornig und traurig macht».

Diese Theorie schafft es, die Frage nach der Verantwortung Gottes für die «schlechten Dinge» zu umgehen, sie setzt aber einen Gott voraus, der sich um den einzelnen Menschen kümmert. Es fällt ihm schwer, das zu glauben.

> Sind wir wirklich so wichtig? Ich bezweifle das. Diese Vorstellung von einem liebenden Gott scheint mir ein Phantasiegebilde des menschlichen Ego zu sein, das sich als das Lieblingskind der Schöpfung betrachtet.

Wie kann ein Mensch fast fünfzig Jahre gelebt haben und vom Tod derart erschüttert sein? Weil er mehr im Geist als in der Welt lebt. Und vielleicht, weil er in Amerika lebt, wo er die Möglichkeit hat, sich vor vielen unangenehmen Tatsachen zu verstecken. Amerika ist in mancher Hinsicht wie der Palastgarten, in den Buddha von seinem Vater eingesperrt wurde, weil er nur die Freuden des Lebens kennenlernen sollte.

Irgendwann stahl der junge Buddha sich aus dem Garten, und es entsetzte ihn, was er in der wirklichen Welt sah –

ein alter Mann, dann ein kranker Mann und schließlich ein Toter. Er wandte sich an seinen Wagenlenker, der sagte: «Ja, Herr, es gibt kein Entrinnen. Alter, Krankheit, Tod – das ist das Los aller Menschen.»

Jahre später begann Buddha seine Lehre mit dem, was heute als die Erste Heilige Wahrheit bekannt ist: «Leben ist Leiden.» Er forderte jeden auf, diese Wahrheit ein für allemal zu verstehen. In diesem Punkt war er schonungslos: «Geburt ist leidvoll, Alter ist leidvoll, Krankheit ist leidvoll, Tod ist leidvoll, Kummer, Jammer, Schmerz, Gram und Verzweiflung sind leidvoll.»

> Vielen Menschen muß Buddhas Erste Heilige Wahrheit überaus negativ erscheinen, doch für mich ist sie eine weise und ehrliche Einschätzung des menschlichen Schicksals. Hätte ich diese Wahrheit, als ich sie vor vielen Jahren zum erstenmal hörte, wirklich verstanden, wäre ich vielleicht besser auf Margarets Tod vorbereitet gewesen.
>
> Andererseits sind weise Worte von begrenztem Wert für Menschen, denen es an Erfahrung fehlt, und ich hatte damals noch nicht viel wahrhaft Schweres oder Tragisches erlebt. Wäre das der Fall gewesen, dann wäre ich vermutlich heute nicht so erschüttert, zornig und voller Abwehr.

Wenn man einen geliebten Menschen oder einen Freund durch die Linse eines Fotoapparates ansieht, denkt man meist nur daran, daß man ein Bild dieser Person in genau diesem Augenblick festhalten wird. Es kommt einem wohl kaum in den Sinn, daß dieses Bild, die Wiedergabe von Gesicht und Körper auf dem Film, die lebendige Gegenwart des Menschen überdauern könnte.

An einem sonnigen Tag, einen Monat bevor sie starb, hat er, zusammen mit seiner Mutter und Mieke, Margaret im

College besucht und in einem Garten voller orangefarbener Chrysanthemen ein Foto von ihr gemacht. Sie sieht glücklich und selbstsicher aus. Ihr braunes Haar fällt über die eine Schulter nach vorn, auf der anderen Seite hat sie es unmittelbar vor der Aufnahme zurückgeworfen, so daß ein baumelnder Ohrring zu sehen ist. Ihre Augen funkeln; eine etwas aufgesetzte Fröhlichkeit, ihrem Vater zu gefallen, der ein Foto von seiner Tochter auf ihrem Campus haben möchte. Es ist kein besonders gutes Foto; wenn er gewußt hätte, daß es das letzte sein würde, hätte er es so nicht gemacht. Doch sie sieht sehr lebendig aus, ganz obenauf, so wie sie sich gern gab. Er schaut das Foto an und fragt sich: «Wie kann dieses reizende Geschöpf tot sein? Wie kann dieses vertraute Gesicht für immer dahin sein?»

Er hat Abzüge von diesem Foto an Margarets Freunde und an Familienmitglieder verschenkt. Es steht auf dem Kaminsims im Wohnzimmer. Alle sollen es sehen, es bewundern, an sie erinnert werden – und wissen, daß es in Ordnung ist, über sie zu sprechen. Er will nicht, daß Menschen hier im Haus sind und so tun, als sei nichts geschehen.

Wenn Margarets Freunde ihn besuchen kommen, macht er Skizzen von ihrem Zimmer, zeigt, wo die Kerzen umgefallen sind, wo ihr Bett stand und wo ihre Leiche gefunden wurde. Damit möchte er verhindern, daß ihr Tod für die Freunde etwas Abstraktes bleibt. Einzelheiten machen die Dinge real, und er will, daß jeder die Realität, die schreckliche Realität ihres Todes, fühlt, so wie er.

Wenn er in sein Tagebuch schreibt, sieht er sich selbst von oben, eine kleine Gestalt, die Worte aus ihrem Gehirn herauszieht und sie vor sich ausbreitet wie ein Kind, das mit Perlen spielt.

> Schreiben ist der Versuch, aus den Dingen eine Ordnung zu schaffen, eine Ordnung, die zeigt, daß das Chaos des Todes falsch ist.

Meine Tochter ist in entsetzlicher Angst gestorben, und ich kann nicht mehr tun, als mit Worten zu hantieren. Statt dessen sollte ich mein Blut auf dieses Papier und über die Wände schmieren.

An seinem Geburtstag ist er froh, daß er keine Zeit hat, darüber nachzudenken, was das bedeutet. Er ist zu sehr in Anspruch genommen von der Hochzeit von Miekes Bruder Jan; die Trauung findet abends statt, in einer verdunkelten Kirche. Mieke und er stehen neben dem Altar und fotografieren die Kinder, die mit ihren brennenden Kerzen durch den Mittelgang kommen. In der vordersten Reihe schimmert das Gesicht eines jungen Mädchens im warmen Licht der Kerze, die es hält – es ist das liebliche Licht einer Flamme, die unter anderen Umständen so plötzlich töten konnte.

Jans Gesicht ist vor Freude gerötet, als er und Mary die Gelübde sprechen und sich in dem langsamen Tanz drehen – das Überstreifen der Ringe, der Kuß, das Umdrehen zur Gemeinde. Es überrascht ihn, daß er an ihrem Glück Anteil nehmen kann, ohne sich vernichtet zu fühlen von dieser formellen Demonstration der Tatsache, daß andere Menschen dennoch glücklich sein können.

Am nächsten Tag lädt Arthur ihn ein, mit ihm frühstücken zu gehen. «Nur wir beide», sagt er und boxt ihn betont kumpelhaft in die Schulter.

Er weiß, daß sich unter dem rauhbeinigen Gehabe seines Schwiegervaters ein riesengroßes, weiches Herz verbirgt, aber was er dann hört, als sie im Restaurant am Fenster sitzen, überrascht ihn doch. Arthur wartet, bis sie jeder einen Teller mit Pfannkuchen vor sich stehen haben, dann sieht er ihn unter seinen weißen Augenbrauen hervor an und sagt: «Weißt du, Tom, da ist etwas, das mir zu schaffen macht.»

«Was denn?»

«Mir fehlt ein Ort, wo ich hingehen kann, um mit Margaret zu sprechen», sagt er. Er und Margaret waren Kumpels. Sie liebte die Witze, die er ihr zuflüsterte; sie benahmen sich wie zwei Teenager. «Ich brauche einen Platz, wo ich hingehen und mit ihr sprechen kann», sagt er, und seine Augen füllen sich mit Tränen. Er wartet auf eine Antwort.

Er erzählt Arthur, daß Nancy und er vorhaben, einen Baum zu Margarets Gedächtnis zu pflanzen, nachdem sie im April ihre Asche in den Fluß gestreut haben.

«Natürlich wirst du dabeisein, Arthur.»

«Dann ist das klar», sagt Arthur, nimmt seine Gabel und fängt an zu essen, ohne sich weiter um seine Tränen zu scheren.

Ein Platz, zu dem man gehen kann, um mit ihr zu sprechen. Mir kommt es so vor, als wäre sie überall – und nirgends. Wie könnte sie an einem bestimmten Ort sein? Sie ist in meinem Herzen und meinen Gedanken, sie schwebt wie ein Nebel um mich, wo immer ich auch gehe.

Um sechs Uhr abends macht er einen Spaziergang; es ist schon dunkel und so kalt, daß er schneller geht. Auf dem Weg den Hügel hinauf sieht er den Mond zwischen den Zweigen aufsteigen. Seine Form ist asymmetrisch und schief. Weiter oben auf dem Hügel hinter dem Haus sieht er ihn durch eine Öffnung zwischen den Bäumen deutlicher. Er hat die Form eines Kopfes; es ist nicht das runde Vollmondgesicht, sondern ein deformierter Kopf, oben angeschwollen und sich nach unten verjüngend zu eingefallenen Wangen. Da ist auch so was wie ein Mund, ein heulender. Ein Edvard-Munch-Mond, schreiend.

Ich wandere durch das Tal der Schatten des Todes, doch anders als der Psalmist fürchte ich Böses überall.

Es ist mehr als Angst, es ist eine tiefe Furcht. Er fühlt sich wie ein Hund, der einmal unter ein Auto geraten ist und überlebt hat und der beim leisesten Geräusch auffährt, um sich zu vergewissern, daß nicht wieder etwas auf ihn zukommt. Wenn das Telefon klingelt, tut sein Herz einen Sprung. Er denkt, es ist wieder jemand gestorben: Mieke, seine Mutter, sein Bruder, ein Freund. In einem Geschäft oder auf der Straße hört er ein Kind schreien, doch statt Entzücken hört er Angst, und er dreht sich um, um zu sehen, ob das Kind Hilfe braucht. Mehrmals am Tag schießt ein Strahl des Erschreckens aus einem Meer von Furcht empor.

Unter den Definitionen des Begriffs Furcht findet er eine, die am ehesten zu treffen scheint, was er empfindet: «Angst, vermischt mit ehrfürchtiger Scheu oder Ehrfurcht.»

> Ja, in dem, was ich fühle, ist Ehrfurcht. Ich stelle mir vor, daß sich so ein Maulwurf fühlen könnte, wenn der Hügel über seinem Bau von einem Grizzly aufgescharrt wird. Ehrfurcht entsteht, wenn jemand, der winzig ist, die Gegenwart einer größeren, übelwollenden Macht spürt. Diese Macht hat mir meine Tochter Margaret entrissen. Was wird sie als nächstes tun?

Als Margaret dreizehn war, gerieten sie an einem Wintermorgen auf dem Weg zur Schule auf ein vereistes Stück Straße. Ein anderes Auto kam ihnen entgegen; sie gerieten ins Schleudern. Vergeblich riß er das Lenkrad herum. Langsam drehten sie sich in einem vollkommenen Kreis und glitten auf die linke Fahrbahn. Nur um ein Haar entgingen sie einem Zusammenstoß; sie schlitterten langsam seitlich von der Straße, machten noch eine Schleife über die ganze Straße und landeten schließlich mit einem Satz in einem Feld.

«Mann, das war knapp!» sagte er. Margaret starrte geradeaus. Dann drehte sie sich zu ihm um und sagte: «Dad, wir kommen zu spät!»

«Keine Sorge», erwiderte er und fuhr aus dem Feld heraus, weiter in Richtung Schule.

Im Health Club fragt ihn ein Mann: «Haben Sie Kinder?» Er zögert, dann sagt er: «Nein.» Wenn jemand vorhat, Squash zu spielen, will er sich dann anhören, was mit Margaret passiert ist?

Er fühlt, wie die Rolle des Vaters, die seidene Robe, die er einst trug, von seinen Schultern gleitet. Mit allem, was es bedeutete, Vater zu sein, ist es vorbei, plötzlich und für immer. Als Margaret geboren wurde, gab dieses winzige Leben ihm einen strahlend neuen Daseinszweck. Sie war von ihm abhängig, was Obdach, Nahrung, Anleitung und Liebe betraf. Ob sie sich zu einem Genie oder einem Dummkopf entwickelte, zu einer aggressiven oder einer friedlichen Person, hing vielleicht nicht allein von ihm ab, doch er empfand es so. Und er glaubte, durch dieses Kind, ihre Kinder und Kindeskinder einen gewissen Einfluß auf die Zukunft der Menschheit zu haben.

Nun ist nicht nur sein einziges Kind verschwunden, sondern auch seine Vaterschaft und alles, was sie bedeutete. Er hat keine Tochter und keinen Sohn, für die er sorgen könnte, keine Abstammungslinie, die von ihm in die Zukunft führt. Er hat noch einen Rest von Vaterstolz und Vaterliebe, doch ihr Gegenstand ist nicht mehr da, und er steht auf einem abgetrennten Zweig des Familienstammbaums.

Er ist wieder auf dem Ergometer, aber diesmal, gegen Ende des Martyriums, injiziert eine Krankenschwester eine radioaktive Substanz in seinen Arm. Dann wird er in ein anderes Zimmer gefahren. Eine Schwester legt ihn unter das Auge eines Röntgenapparats. Diesem Apparat bedeutet sein Körper nichts. Sein Auge sieht nur radioaktives Kontrastmittel durch seine Blutgefäße und die Kammern seines Herzens fließen.

Ich selbst nehme mich wahr, als hätte ich eine gewisse Substanz – Größe, Gewicht, eine spürbare Festigkeit. Die Maschine sieht mich als Licht, das im Raum schwebt.

Er findet Trost beim Lesen über ein Nazi-Konzentrationslager; er fühlt eine gewisse Verwandtschaft mit den Menschen, deren Leben zerstört, deren Tage mit Grauen erfüllt waren. Sie hatten viel mehr zu erdulden als er, doch er identifiziert sich mit ihren Leiden und ihrer Unschuld.

Der Autor sagt, er habe den Hunger, die Kälte, den Schmerz und Kummer von Auschwitz überlebt, indem er sich an die Liebe seiner Frau klammerte. Sie war in einem anderen Konzentrationslager, er wußte nicht, ob sie tot war oder lebte, aber seine Liebe zu ihr gab seinem jammervollen Leben einen gewissen Sinn.

Habe ich eine solche Bindung an Margaret, eine Bindung zwischen zwei Menschenseelen, die sich auf unsterbliche Liebe gründet? Ja, die habe ich.

«Setze mich wie ein Siegel auf dein Herz ... Liebe ist stark wie der Tod.»

Hohelied, 8,6

«Sie ist im Schlaf gestorben», sagte der Leichenbeschauer an jenem schrecklichen Morgen mit tiefer Stimme, bemüht, es leichter zu machen. Er hat sich an dem Gedanken festgehalten, daß sie bewußtlos war, als der Tod sie davontrug. Doch später hat er am Telefon mit Peter gesprochen und die Wahrheit herausgefunden. Der Leichenbeschauer hatte die Tatsachen abgeschwächt. Peter sagte, er habe sie stolpern und fallen hören. Die Wahrheit hat sich ihm ins Herz gebohrt. Sie hat versucht, dort herauszukommen!

Der Leichenbeschauer hat vielleicht richtig daran getan

zu lügen. Er wird sich für immer vorstellen, wie sie stolpert, hinfällt und stirbt.

Die Wahrheit hat quälende Fragen aufgeworfen: Warum ist sie aufgewacht? Gab es einen Rauchmelder? Hat sie gehört, wie Peter aus dem Treppenhaus nach ihr rief? Warum ist sie quer durchs Zimmer zum Fenster gegangen und nicht die drei Schritte vom Bett zur Tür, nach draußen?

Er mußte über das, was geschehen war, herausfinden, so viel er konnte. Am Tag nach ihrem Tod rief er den Polizeibeamten an, der die Untersuchung durchführte, und sagte, er müsse die Fakten wissen. Der Polizist sagte: «Ich weiß nicht, warum Sie das wissen wollen, aber Sie haben wohl ein Recht darauf.»

Zwei Tage später saß er mit Mieke und seinem Schwager Hank in einem Amtszimmer und hörte dem Brandspezialisten zu, der erklärte, wie das Feuer seiner Ansicht nach ausgebrochen war. Der Mann legte mehrere geschwärzte Kerzenhalter auf den Tisch und fragte ihn, ob er sie erkenne. Die Werkzeuge ihres Todes! Er wollte sie nicht ansehen. Der Brandspezialist sagte, eine der Kerzen müsse umgefallen sein und geschwelt haben, vielleicht auf dem Polstersessel, so daß sich das Zimmer mit tödlichem Rauch füllte.

Die Beamten teilten ihnen mit, was Peter nach dem Feuer ausgesagt hatte. Er und Margaret waren auf einer Party gewesen und hatten Bier getrunken. Sie gingen mit Freunden eine Pizza essen, dann hinauf in ihr Zimmer, wo sie voll bekleidet auf ihrem Bett einschliefen. Peter hatte ausgesagt, er habe versucht, wieder in das Zimmer zu kommen, Peters Nase und Mund seien rußgeschwärzt gewesen, fügte der Beamte hinzu.

Die Feuerwehrmänner brachten sie zu dem Haus, wo Margaret unterm Dach gewohnt hatte. Ein Giebelfenster war mit Sperrholz zugenagelt. Abgesehen davon gab es keinen sichtbaren Hinweis darauf, daß sich hier eine Tragödie ereignet hatte. Ihm wäre wohler gewesen, wenn das Haus vollständig abgebrannt und nichts übriggeblieben wäre als ein Haufen verkohlter Balken.

Die Feuerwehrmänner führten sie an Polizeischranken vorbei und die Treppe hinauf zu ihrem Zimmer.

> Alles war schwarz in diesem winzigen Raum. Hier also ist das Leben meiner geliebten Margaret zu Ende gegangen. Auf diesem Boden hat ihr Körper gelegen. Der ekelhafte Geruch von abgestandenem Rauch – selbst jetzt noch, drei Monate danach, kann ich ihn riechen.

Der Brandspezialist sagte, sie sollten mitnehmen, was sie haben wollten, doch er dachte: «Wozu? Will ich ihre Kleider, ihre geschwärzten Bücher, ihre Schuhe?» Die Fotos von Verwandten und Freunden, die sie neben ihrem Bett an die Wand geheftet hatte, waren von der Hitze gekräuselt und grau verfärbt. Anstelle der Gesichter waren nur noch grobe Formen geblieben. Er wollte gehen, doch er konnte all diesen Dingen, die ihr gehört hatten, nicht einfach den Rücken kehren.

Der Rauchmelder fehlte. Hätte es einen gegeben, wären Hank, Mieke und er jetzt nicht hier gewesen und hätten Kisten mit ihren traurigen Habseligkeiten gefüllt. Sie, statt kalt im Keller eines Beerdigungsinstituts zu liegen, hätte an ihrem Schreibtisch gesessen und gearbeitet oder wäre irgendwo draußen auf dem Campus gewesen und hätte mit Freunden geredet und gelacht. Er wäre zu Hause gewesen und hätte getan, was immer er Belangloses tun mußte – an seinem Mitteilungsblatt gearbeitet, Weihnachtsgeschenke gekauft, Holz gehackt –, und, ohne darüber nachzudenken, gewußt, daß seine Tochter lebte.

Aber es gab keinen Rauchmelder, der Margaret rechtzeitig geweckt und ihr das Leben gerettet hätte. Und so fuhren sie am nächsten Tag, nachdem sie ihre Asche vom Bestattungsunternehmer in Empfang genommen hatten, nach Hause, im Kofferraum Kisten mit ihren Sachen und einen Müllsack mit den Kleidern, die sie getragen hatte.

Die Freundin eines Freundes hat ein paar Seiten aus ihrem Tagebuch geschickt. Ihr Sohn war in Margarets Alter, ein Collegestudent. Ein Lastwagen, am Steuer ein betrunkener Nachbar, kam um die Kurve und überfuhr ihn, als er vor ihrem Haus auf der Straße stand. Sein Vater lief nach draußen und hielt seinen Sohn in den Armen, während er starb.

> Wie sehr wünschte ich, ich wäre dagewesen, um Margaret zu halten, sie zu streicheln, zu küssen, während sie starb.

Das Tagebuch enthält ein Zitat von Victor Hugo, der über seinen nahen Tod zu seinen Freunden sagte: «Und was euch betrifft – ich bin nicht wirklich gestorben, nur verwandelt, befreit von dem brüchigen Gewand, meinem leiblichen Körper. ‹Doch ich werde euch wiedersehen, und eure Herzen werden jubeln.›»

Manchmal ertappt er sich bei dem Glauben, daß Margarets Geist aus dem «brüchigen Gewand» ihres Körpers geflogen sei und ihn dann und wann besuchen könne. Es lindert den Schmerz, die quälende Sehnsucht, sie zu sehen. Doch der Glaube hält nie lange an.

Manchmal fühlt er sich morgens, als sei in der Nacht ein schweres Tier auf ihm herumgetrampelt. Er kann nicht arbeiten, nicht denken, sich nicht einmal zu einem Spaziergang aufraffen. Er schleicht durch den Tag, benommen und zerschlagen, und fürchtet, daß das Tier, das ihm das angetan hat, immer noch lauert. Was immer es ist, das Margaret getötet und sein Leben zerstört hat, es verdient seinen tiefen Respekt.

Joseph Campbell sagt, Überlebende der Bombenangriffe auf Berlin oder Dresden hätten diese Erfahrung später als «erhaben» bezeichnet. Das sei es, so Campbell, was man in Gegenwart einer ehrfurchtgebietenden Macht empfinde. Nicht unbedingt einer «guten» Macht; einer Kraft, die imstande ist, den einzelnen und alles andere zu vernichten ... wenn ihr danach ist.

Menschen, die der Natur nahe leben, Menschen, die nicht geschützt sind von Häusern und Krankenversicherungen, müssen mit diesem «Erhabenen» ziemlich oft in Berührung kommen. Dies mag erklären, weshalb viele ihrer Götter furchterregend sind. Anders als Religionen, welche die vollkommene Güte Gottes postulieren, verehren viele «primitive» Religionen Monstergötter, die unmittelbar der Erfahrung mit Gewittern, Fluten, Vulkanen entspringen – der einschüchternden Kraft und Energie des Universums.

> Ja, auch ich habe das empfunden. Mit Margarets Tod wurde ich von einer Macht geschlagen, die so beeindruckend ist, daß ich sie als «erhaben» empfinde. Ich könnte auf die Knie fallen und sie anbeten, einfach um ihrer Macht willen. Ich habe ihre ehrfurchtgebietende Gegenwart verspürt, und das genügt mir. Religiöse Vorstellungen sind weder nötig noch auch nur relevant.

Er erinnert sich an den Nachmittag, als er und Mieke zum Bestattungsinstitut fuhren, um Margarets Papiere abzuholen.

> Sollte ein Vater in ein fremdes Gebäude gehen müssen, einen Fremden sagen hören: «Es tut mir leid» und einen Müllsack ausgehändigt bekommen, der die Kleider enthält, die seine Tochter trug, als sie starb? Nein, niemals.

Er hält den Plastiksack von sich weg, voller Angst vor dem, was darin ist. «Dies sind die Kleider, die sie ihr vom Leib gestreift haben, als sie in der Notaufnahme lag», dachte er. Er sah sich in dem leeren, schlauchförmigen Raum um. «Ihr Körper ist in diesem Gebäude! Liegt er unten auf einer Marmorplatte? In eineer Stahlschublade? Ist er mit einem Laken bedeckt oder unbedeckt? Ist er still und kalt? Ja, ihr Körper ist still und kalt.» Er wollte an einem solchen Ort nicht weinen.

Sein Belastungstest-Ergebnis lautet: «Dyskinetisches Muskelareal im Septalbereich» des Herzens und: «Möglichkeit eines früheren leichten Infarkts festgestellt». Eine Partie toten Herzmuskels, vielleicht die Folge eines Herzanfalls.

Er denkt an die Überlebenden der «Killing Fields» von Kambodscha, die sahen, wie ihre Kinder abgeschlachtet wurden, und später erblindeten. Er findet das Ergebnis des Belastungstests beunruhigend, doch der Kardiologe sagt, es bestehe kein Grund zur Sorge.

In einer Zeitungsanzeige wurde «VIENNA FOR A SONG!» angeboten. Eine Woche in Wien zu einem niedrigen Preis, inklusive Flugkosten. Der Gedanke, in einer alten europäischen Stadt zu sein und zeitlose Musik zu hören, faszinierte ihn, und Mieke war leicht zu überreden.

In der Altstadt Wiens, einem architektonischen Relikt des Heiligen Römischen Reiches, flanieren sie zwischen prachtvollen Gebäuden, gekrönt von vergoldeten Adlern und Statuen mythischer Gestalten. Sie betrachten die Kaiserin Maria Theresia, Joseph II. und viele andere, die meisten zu Pferd, prächtig gekleidet und mit vornehmem Gesichtsausdruck. Die massiven Gestalten sind fürstlich, doch er kann sich des Gedankens nicht erwehren, daß die Gebeine dieser einst mächtigen Männer und Frauen in der nahe gelegenen Kapuzinergruft zerfallen.

Sie gehen durch enge Straßen zum Stephansdom, einer hochragenden gotischen Kirche, an der von 1304 an zweihundert Jahre lang gebaut wurde.

Durch das riesige Tor treten sie in den Dom. Der Innenraum mit seinem hohen Gewölbe ist kühl und dämmrig. Durch die Buntglasfenster fällt gedämpftes Tageslicht herein, und die menschlichen Gestalten, die langsam umhergehen und in Kirchenbänken knien, sind Schatten. Reihen von Kerzen flackern im Dunkeln. Mit zitternden Händen zündet er eine für Margaret an. Diese Geste an diesem Ort löst Wellen des Schmerzes aus. Seine Tränen verwischen das Kerzenlicht, und er stolpert in eine nahe Kirchenbank. Als er dort sitzt und weint, hat er das Gefühl, daß ein liebender Arm sich um seine Schultern legt.

Es ist, als hätte ich den Weg nach Wien deshalb zurückgelegt.

Der nächste Morgen ist sonnig und warm für einen Februar in Österreich. Sie spazieren durch die Altstadt Wiens, wandern umher zwischen den Bronze- und Marmorbildnissen von Männern, die einst Armeen führten und das Land regierten. Männer und Frauen, die mit Aktentaschen und Schirmen zur Arbeit hasten, scheinen der Zeit vorauseilen zu wollen, während Legionen längst verstorbener Menschen ihnen nachblicken.

Nahe am Herzen der Altstadt, inmitten einer breiten Prachtstraße mit eleganten Geschäften, steht eine Säule aus Gold und Marmor, die Pestsäule. Um die Säule winden sich menschliche Figuren, Opfer der Pestepidemie von 1679, Gesichter und Leiber im Todeskampf verzerrt. Über ihnen schweben Engel mit lieblichen Gesichtern, die ihnen offenbar nicht helfen können. Der fromme Kaiser Leopold I., der die Leichenberge von Männern, Frauen und Kindern in den Straßen seiner Stadt sah, hatte gelobt, Gott zum Dank dieses Denkmal zu errichten, wenn die Seuche endlich vorüber sei.

Im Jahre 1682, als die Säule vollendet war, erschien der Halleysche Komet am nächtlichen Himmel und ließ ganz

Europa erschauern. War das ein Zeichen, daß die Pest wiederkommen würde? Kaiser Leopold schrieb: «Möge Gott geben, daß ich nichts Böses tue, denn ich weiß, daß ich ein großer Sünder bin, und gerade jetzt ist es höchste Zeit, die göttliche Majestät zu beschwichtigen, die ihren Zorn zeigt, denn wir sehen einen Kometen, der allen frommgesinnten Menschen eine deutliche Warnung ist, Buße zu tun, bevor unsere neuen Sünden mit einer wohlverdienten Geißel bestraft werden.»

Sünde, Strafe und Buße. Alles vertraute und dennoch wunderliche, sogar verrückte Vorstellungen für ihn. Glaubten die Kaiser, Kaiserinnen und andere, deren Bildnisse auf den Plätzen dieser Stadt stehen, daß ihr Handeln Einfluß auf die Naturereignisse hätte? Er versucht sich vorzustellen, daß er damals lebte und glaubte (wenn Margaret an der Pest gestorben wäre), daß ihr Tod die Strafe für seine Sünden sei. Das Gute an diesem Glauben wäre wohl der Gedanke, daß die Angelegenheiten von Leben und Tod nicht völlig außerhalb seiner Kontrolle lägen.

Wie verzweifelt leugnen wir doch unsere Hilflosigkeit.

Spätabends drängen sie sich in einen Club mit Hunderten von kostümierten Menschen, um Fasching zu feiern. Mieke und er tanzen mit Teufeln, Skeletten und Vampiren, mit Dutzenden bizarr verkleideter Menschen – alle tun so, als lachten sie über den Tod.

Am nächsten Tag gehen sie spazieren; die grelle Sonne verleiht allen Gebäuden und Statuen intensive Glanzlichter und scharfe Schatten und läßt sie ungewöhnlich solide wirken. Während er diese alten Gebäude anschaut, spürt er, wie die Stadt sein Bewußtsein ausdehnt und ihn die Grenzenlosigkeit der Zeit und des menschlichen Strebens ahnen läßt.

Bei einem Café biegen sie um die Ecke und bleiben überrascht stehen; eine in Marmor gehauene mythologische

Szene ragt weit in den Fußweg hinein. Andere Passanten scheinen daran gewöhnt, dem Perseus auszuweichen, der vom Himmel herabstößt, um Andromeda von einem Seeungeheuer zu befreien, doch er und Mieke bleiben bewundernd davor stehen.

Der Mann, der diese phantastische Szene geschaffen hat, Georg Raphael Donner, war einer der größten Bildhauer Österreichs. Obwohl er ein Günstling der Habsburger war, lebten er und seine Frau, ein bezauberndes junges Geschöpf, das ihm oft als Modell diente, in Armut. Er starb, kurz nachdem er die «Andromeda» vollendet hatte, an Bleivergiftung, eine besonders scheußliche Todesart.

> War Georg Raphael Donner schwach und von Schmerzen gepeinigt, als er Andromedas Schulter meißelte? War er besorgt um seine Frau, fragte er sich, was aus ihr werden sollte, wenn er starb? Er konnte sich nicht vorstellen, daß sich etwa 250 Jahre später jemand dafür interessieren würde, doch wenn ich über sein Leben und Werk lese, habe ich das seltsame Empfinden, daß ich ihm durch meine emotionale Beziehung zu seinem Kampf und seinen Qualen helfe, ein Stück weit über den Tod zu triumphieren.

Mit Gruppen von anderen Touristen schlendern sie durch Paläste, riesige Säle mit vergoldeten Decken, Räumen voller massiver geschnitzter Stühle, Himmelbetten, marmorner Waschbecken – Trophäen und stolze Besitztümer der Fürstlichkeiten.

M Ä R Z

Sie sind aus Wien zurück, von ihren Hunden freudig begrüßt, und haben ihre Reisegarderobe in den Schrank gehängt. Die großen Paläste der alten europäischen Stadt scheinen weit entfernt, sowohl räumlich als auch zeitlich. Margaret scheint noch weiter entfernt, und er versucht, seine Erinnerungen aufzufrischen, um sie lebendig zu erhalten. Im Geiste hört er sie immer noch rufen: «Hi, Ursie!», wie sie es immer tat, wenn sie nach Hause kam, und er sieht vor sich, wie Ursa mit ihrem rundlichen schwarzen Körper den Weg entlang wackelte, um sie zu begrüßen.

> Doch ich weiß, der Nebel zieht herauf und verwischt die Erinnerungen. Ihr Gesicht, ihre Augen, ihr Lächeln waren mir einmal so kostbar und vertraut wie nichts auf der Welt. Kann die Liebe sie nicht festhalten?

In ihrem Zimmer steht eine Kiste mit Steinen, die sie an einem Strand gesammelt hat, als sie noch klein war. Er hält einen glatten weißen Stein in der Hand und versucht, sich in den Tag einzufühlen, an dem ihre Augen ihn betrachteten und ihre eifrigen Finger ihn aus dem Sand klaubten.

Wieder die Frage: Wie kann das sein? Wie kann sie tot sein?

Es sind nun drei Monate vergangen, seit seine Tochter in jenem kleinen Zimmer zu Boden fiel, und es erstaunt ihn, wie beharrlich diese Frage wiederkehrt. Selbst jetzt denkt er, daß sie am Leben sein könnte, daß sie ihren Tod nur vorgetäuscht hat. Schließlich hat er ihren Leichnam nie gesehen, hat ihr kaltes, verbranntes Gesicht nie zum Abschied geküßt. Als einzigen Beweis ihres Todes hat er das Wort der Feuerwehrmänner, der Polizisten, des Leichenbeschauers – lauter fremder Menschen.

Er erklärt sich selbst, daß täglich viele, viele Menschen sterben und daß einige dieser Todesfälle ebenso sinnlos sind wie der Margarets. Sie starb jung und gesund – das *durfte* nicht sein. Doch gewiß *konnte* es sein. Kann er vielleicht nicht akzeptieren, was so eindeutig nicht hätte geschehen *dürfen*?

Er kann sich nicht erinnern, jemals geglaubt zu haben, daß das Universum gerecht sei oder daß die Menschen bekämen, was sie verdienten. Er war stolz darauf, der harten Wahrheit ins Gesicht zu sehen: «Wie Fliegen für mutwillige Jungen sind wir für die Götter. Uns zu töten ist für sie ein Sport.» Es ist also nicht so, daß er Margarets Sterben als einen Verstoß gegen die kosmische Gerechtigkeit betrachtet. Seine Überzeugung, daß es nicht hätte geschehen dürfen, sitzt tiefer, in seinen Eingeweiden.

> Sie hätte nicht sterben dürfen, behauptet ein Teil von mir hartnäckig, weil sie meine Tochter war!

Diese Stimme, die in ihm schreit: «Wie kann das sein?», hat den weinerlichen, empörten Ton eines Kindes, das glaubt, es selbst und alles, was es liebt, seien von Verfall und Zerstörung ausgenommen. Sein rationales Ich würde das natürlich nicht sagen, doch Margarets Tod hat ein anderes Ich schokkiert und aufgebracht – ein infantiles Ich vielleicht, einen herrischen Charakter, so blind für die Realität, daß er meint, das Glück, das er bisher hatte, selbst gelenkt zu haben. Wie der Säugling, der von seiner Allmacht überzeugt ist, weil jedesmal, wenn er schreit, eine Brustwarze kommt, wird er wütend, wenn seine Wünsche nicht erfüllt werden.

> Schmerz und Trauer haben einen kindischen Tyrannen geweckt, dessen Wutanfälle laut in mir widerhallen. Ich bin entsetzt, daß ich nichts gewußt habe von diesem Charakter, der in meiner Psyche zu leben scheint, unerreichbar für Vernunft oder Willen.

Das Leben in all seinen Erscheinungsformen fasziniert ihn wie nie zuvor. Wenn er eine Meise beobachtet, die auf einem Zweig sitzt und ein Samenkorn aufknackt, zieht er unwillkürlich die Schultern hoch und fragt sich, wie sie ihren winzigen Körper in diesem eisigen Wind warm halten kann. Er versucht, sich ihr Leben vorzustellen: Futter suchen vom frühen Morgen bis zur Dunkelheit, des Nachts in einem Strauch schlafen, morgens flatternd erwachen. Das macht sie wohl fünf oder sechs Jahre, vermutet er, und eines Tages fällt sie ins Laub und stirbt.

Jay, der aufmerksame Bruder (und Psychologe), ruft an, um sich zu erkundigen, wie es ihm geht. «Wie ist es mit der Wut?» Jay hat ihn gewarnt, daß er die «Wutkomponente» seines Kummers gegen Mieke wenden könnte, weil sie das nächstliegende Ziel sei. Wahrscheinlich ein gutgemeinter, vernünftiger professioneller Rat, doch die Anmaßung, daß eine psychologische Formel seine Emotionen voraussagen könnte, beleidigt ihn. Ist er denn eine Maschine? Kann seine Wut mit einem Ölmeßstab gemessen und mit dem Schließen eines Ventils reguliert werden?

Seine geschärfte Aufmerksamkeit für den Tod macht

die Vorstellung von Ordnung und Frieden in der Welt brüchig. Bäume, Schnee, die Meßgeräte am Armaturenbrett seines Autos, die Häuser an der Straße zur Stadt – all das könnte jeden Moment mit Blut bespritzt werden. Seine Erfahrung aus dem Rettungsdienst sagt ihm, daß eine gewisse Wahrheit darin liegt, und der Geschmack des Todes in seinem Mund läßt es ihn nicht vergessen.

> Wenn du an den Türen dieser schmucken weißen Häuser lauschtest, könntest du sicher einen Klagelaut oder das Rasseln eines sterbenden Atems hören.

Eines Morgens erschrickt er beim Anblick von Eimern, die an den Zuckerahornbäumen entlang der Straße hängen. Wenn der Boden noch gefroren ist, kann dann der Saft schon so früh steigen? Können die Bäume gespürt haben, daß das Sonnenlicht jeden Tag ein wenig länger verweilt? Bereiten sie sich schon auf den Frühling vor?

Er ist bestürzt angesichts dieses Zeichens, daß eine ganze Jahreszeit vorübergegangen ist seit Margarets Tod; die Eimer an den Bäumen beweisen unwiderlegbar, daß die Kluft zwischen damals und heute, zwischen ihm und ihr, sich ständig verbreitert. Er sehnt sich danach, sich zurückzuschwingen über die Tage, die vergangen sind, doch die Zeit trägt ihn weiter, immer weiter.

Er empfindet es als Fluch, ein Mensch zu sein, einen Geist zu haben, der im Fluß der Minuten, Tage und Jahre gefangen ist. Veränderung, Verfall und Tod geschehen in der Zeit, und wir sind uns, anders als Ameisen und Schildkröten, die vermutlich in seliger Unwissenheit dahinleben, ihrer bewußt. Dies, denkt er, ist die Hauptursache menschlichen Leidens. Oder, um präzise zu sein, wie Buddha es war: Die Ursache ist unser Widerstreben gegen die Veränderungen der Zeit.

Er sitzt im Dunkeln und lauscht einem traurigen Cello.

Die schmerzlich-süßen Klänge dringen ihm bis ins Herz. Die Musik ist ein Freund, der weiß, wie er fühlt, und gemeinsam weinen sie.

Er liest im Buch Hiob und findet viele poetische Ausdrücke für seine eigene Qual. Er glaubt zwar nicht an den Gott des Alten Testaments, aber er fühlt sich von einer höheren Macht mißhandelt und möchte sich gegen den Peiniger auflehnen wie Hiob:

> «Du wandelst dich mir zum grausamen Feinde;
> mit gewaltiger Hand befehdest du mich;
> Hebst auf den Sturm mich, lässest mich dahin fahren;
> lässest mich zergehen ohne Rettung.
> Ja, ich weiß: dem Tode willst du mich zuführen;
> dem Haus, wo alles Lebende sich einstellt.»
>
> *Hiob, 30,21–23*

Er stellt sich den armen Hiob am Ende der Geschichte vor, wie er nackt dasteht, die Haut von Geschwüren berstend, und wie der Wind um ihn her aufsteigt in einem dunklen Wirbel. In einer langen Rede, die er an den Wind hält, antwortet Gott verächtlich auf Hiobs Einwände. Er macht ihn darauf aufmerksam, daß alle Wunder des Universums von ihm gemacht wurden, und spottet über Hiobs schwaches Menschsein:

> «Wo warst du, als ich die Erde gründete;
> sag an, wenn du Bescheid weißt!
> Wer hat ihre Maße bestimmt – du weißt's ja –
> oder wer die Meßschnur über sie ausgespannt?
> Worauf sind ihre Pfeiler eingesenkt?
> Oder wer hat ihren Eckstein gelegt,
> Als die Morgensterne allzumal frohlockten
> Und alle Gottessöhne jubelten?»
>
> *Hiob, 38,4–7*

Auch wenn er im Alten Testament vieles nicht versteht, das spricht zu ihm. Dieser Gott stellt klar, daß seine Macht die menschliche Vorstellungskraft übersteigt, und er denkt nicht daran, Gründe anzugeben dafür, daß er ist, was er ist, oder tut, was er tut. Seine oder Ihre Wege dürfen von unsereinem nicht in Frage gestellt werden.

Er liebt das Buch Hiob wegen seines schwergeprüften Helden, wegen seiner erhabenen Dichtung und weil es sich jeglicher Theologie verschließt. Der Gott in dieser Geschichte ist nicht der Vater, der die Menschen liebt. Ungerechtigkeit, Grausamkeit und Tod bedeuten ihm nichts. Der Gott, der Hiobs Familie ermordet und aus dem Wirbelwind mit Donnerstimme zu ihm gesprochen hat, ist reine Macht ohne die Spur eines menschenähnlichen Herzens.

Miekes Bruder Hank kommt zu Besuch und bringt seine Jungen mit. Ihr Kreischen und Schreien gellt durchs Haus, daß ihr alter Hund Woody sich unter dem Tisch verkriecht. Mieke holt die Malsachen heraus, und die Jungen zeichnen bewaffnete Krieger, sorgfältig bis in jede kleinste Einzelheit, einer mit einem stachligen Knüppel in der erhobenen Hand, ein anderer mit Laseraugen, Figuren von übermenschlicher Stärke. Später, als er mit Alex Mikado spielt, fällt ihm auf, daß der Junge ihn rücksichtsvoll behandelt. Alex nimmt seine zitternde Hand und führt sie zu einem anderen Stäbchen. «Hier, Onkel Tom, das kannst du auch.»

> Ich frage mich, was die Jungen denken, wenn sie Margarets Bild auf dem Kaminsims sehen. Stehen sie beieinander, wenn ich nicht im Zimmer bin, und tuscheln über sie? Hat ihr Tod ihnen angst gemacht, oder sind sie überzeugt davon, daß ihre magische Rüstung sie schützen wird?

Die Asche seiner Tochter liegt in zwei Holzkästen in dem Regal neben der Schlafzimmertür und wartet auf den Tag, an dem er und Nancy sie in den Fluß streuen werden. Er sieht sie jeden Morgen als erstes, und wenn er im Flur sitzt und meditiert, der Glastür zugewandt, steht ihre Asche hinter ihm.

> Manchmal bilde ich mir ein, daß die Asche lebendig wird, und mache mich darauf gefaßt, sie schreien zu hören.

Eine Freundin sagt, Margaret habe eine wunderbare Kindheit und ein glückliches Leben gehabt, auch wenn es nur kurz gewesen sei. Er stimmt zu, doch im stillen beschwert er sich darüber, daß sie versucht, ihn mit sogenanntem *positive thinking* aufzuheitern. Andererseits weiß er, daß sie recht hat. Als Kind war Margaret ein glücklicher kleiner Schmetterling. Als Halbwüchsige war sie wie die meisten Jugendlichen – launisch, ichbezogen und darum bemüht, beliebt zu sein. Sie schloß Freundschaften, hatte ihren Spaß, machte auch mal ein bißchen Ärger, doch sie überstand, was die gefährlichste Zeit des Lebens sein kann, und begann gerade, zu einer Frau zu erblühen. Das sollte man sich vor Augen halten.

Doch als jemand vor nicht allzu langer Zeit darüber sprach, wie wunderbar sie gewesen sei – vergnügt, intelligent, hilfsbereit, «ein Licht» –, ging ihm auf, daß auch er angefangen hat, sie zu idealisieren, und daß dies sie noch toter machen wird, als sie sein muß. Wenn das so weitergeht, fürchtet er, wird er sich der Person, die sie wirklich war, entfremden und sich nur noch an einen Engel erinnern.

Die einst dicke winterliche Eisschicht schrumpft vom Ufer des Teiches her. Mit jedem Tag weicht sie ein wenig weiter zurück und gibt zwischen ihren filigranen Säumen und den gekräuselten Gräsern am Ufer einen Wasserrand frei. Unter der Wasseroberfläche sieht man – unter den Spiegelungen der Sonne und des Himmels – die dunklen Formen abgestorbener, verrottender Pflanzen; sie verbergen das Leben, das unter ihnen wartet.

Er ist hin- und hergerissen von widerstreitenden Impulsen, verschiedenen Aspekten seiner selbst, die um die Vorherrschaft ringen. Herz und Verstand, Kind und Erwachsener, ein Geschnatter vorwiegend unbekannter Teile seines Ichs – jeder ist von ihrem Tod getroffen, doch jeder reagiert anders. Er weint bei rührseliger Musik, steigert sich in hoffnungsvolle Phantasien hinein, nur um sie gleich wieder zu verwerfen, und stellt fest, daß er mit ihr spricht, obwohl er weiß, daß sie tot ist.

Wenn er liest, daß Sokrates für die Idee einer menschlichen Seele eintritt, hüpft sein Herz wie ein Hündchen an der Leine und zieht seinen widerstrebenden Verstand nach.

Als Sokrates sich anschickte, die tödliche Dosis Schierling zu trinken, sagte er zu seinen Freunden, der Leib mit seinem Bedürfnis nach Nahrung, seinen Krankheiten und Begierden sei «eine Quelle endloser Leiden». Er behindere die Seele in ihrer Suche nach Erkenntnis. Daher würden wir, wenn wir sterben, befreit. «Und so rein der Torheit des Leibes entledigt, werden wir wahrscheinlich mit ebensolchen zusammen sein und durch uns selbst alles Ungetrübte erkennen, und dies ist eben wohl das Wahre.»

Einer seiner Freunde, ein Mann namens Kebes, sagte, er habe ein Kind in sich, das man davon zu überzeugen suchen müsse, «daß es den Tod nicht fürchten müsse wie ein Gespenst».

Sokrates antwortete unter anderem: «Und die Seele also, das Unsichtbare und sich an einen andern ebensolchen Ort Begebende, der edel und rein und unsichtbar ist... diese, die so beschaffen und geartet ist, sollte, wenn sie vom Leibe getrennt ist, sogleich verweht und untergegangen sein, wie die meisten Menschen sagen? Daran fehlt wohl viel, ihr lieben Kebes und Simmias! Wer aber die Weisheit wahrhaft liebt und hofft, daß er sie nirgends anders erreichen werde als in der Unterwelt, den sollte es verdrießen zu sterben, und er sollte nicht freudig dorthin gehen?»

Bald darauf reichte der Scharfrichter Sokrates einen Becher mit Gift. Er trank ihn aus und starb.

Ein Tag voller Trübsinn beginnt mit einem dunklen Morgen, verbohrten Gedanken und langen Seufzern. Er ist kaum imstande, sich zu bewegen, Kaffee zu kochen und die Papiere in seinem Büro zur Hand zu nehmen. Er schaut aus dem Fenster und sieht die schwarze Gestalt Ursas, die ein Eichhörnchen über das zerdrückte braune Gras und einen kahlen Baum hinaufjagt. Geräuschlos verschwindet sie in der Ferne.

> Niemand kann mir den Stein vom Herzen nehmen, doch ich glaube, Mieke spürt, wenn ein solcher Tag für mich Konturen angenommen hat. Zu wissen, daß sie da ist und daß sie etwas von meiner Qual mitfühlt, macht es mir möglich, mich wortlos an sie anzulehnen, selbst wenn sie in einem anderen Zimmer ist oder Besorgungen macht. Vielleicht bilde ich mir nur ein, daß sie sich meines Elends bewußt ist, doch ich habe das Gefühl, daß wir einander verbunden sind in unserer Bestürzung über eine so brutale Welt. Auch sie hat furchtbare Schläge erlitten, und auch wenn es mir nicht zusteht, darüber froh zu sein, denke ich, die Tiefe ihres Mitgefühls hat auch mit ihren eigenen, sehr schmerzlichen Erfahrungen zu tun.

Er liest und liest – auf der Suche wonach? Er weiß es nicht. Doch ein Gleichnis aus den Lehren des Buddha berührt ihn zutiefst.

Eine Frau namens Kisa Gotami wird mit einem schrecklichen Kummer geschlagen, als ihr kleiner Sohn stirbt. Sie trägt den toten Jungen im Dorf herum und bittet um Medizin. Die Leute lachen sie aus und sagen: «Wo hast du gehört, daß es Medizin für die Toten gibt?» Sie versteht es nicht.

Ein weiser Mann sieht, daß ihr Kummer sie in den Wahnsinn getrieben hat. Er sagt, der einzige Mensch, der ihr vielleicht helfen könne, sei der Buddha, der sich in der Nähe aufhalte. Sie bringt ihren Sohn zu dem Buddha und bittet ihn um Medizin. «Du hast gut daran getan, wegen einer Medizin hierherzukommen», sagt er. «Geh durch die ganze Stadt, von einer Tür zur anderen, und bitte in jedem Haus, in dem sich kein Tod ereignet hat, um ein Senfkorn.»

Kisa geht und bittet beim ersten Haus um ein Senfkorn. Als die Leute ihren toten Sohn sehen und ihr dann ihre eigenen leidvollen Geschichten erzählen, sagt Kisa, von ihnen könne sie kein Senfkorn annehmen. Sie geht von Tür zu Tür und hört viele traurige Geschichten, bis sie sich schließlich sagt: «Es muß in allen Häusern der Stadt das gleiche sein. Der Mitfühlende, der mich hierhergeschickt hat, muß das gewußt haben.»

Weinend trägt sie ihren Sohn durch die Stadt. «Ich dachte, du allein wärest von diesem Ding, das man Tod nennt, geholt worden», sagt sie, «aber jetzt sehe ich, daß es ein Gesetz der Menschheit ist, daß der Tod zu jedermann kommen muß.» Sie trägt ihren Sohn zu dem Platz am Fluß, wo die Leichen verbrannt werden.

Später kehrt sie zu dem Buddha zurück, und er fragt sie nach den Senfkörnern. «Vorbei, verehrter Herr, ist die Sache mit den Senfkörnern!» erwidert sie.

Sein Bewußtsein, vom Schmerz aufgebrochen, ist empfänglich für dieses Gleichnis. Obwohl er das Gefühl hat, daß es noch lange dauern wird, bis die Sache mit den Senfkörnern für ihn vorbei ist, hilft ihm die Geschichte zu erkennen, was er bereits wußte, aber noch nicht in seiner ganzen Tiefe begriffen hatte.

Ein Rotkehlchen steht nahe der Wäscheleine auf der kalten Erde, Brust heraus, Kopf zurück, und schaut (oder lauscht es?), wo es etwas zu fressen gibt. Das Rotkehlchen ist erst vor kurzem Hunderte von Meilen geflogen, vom Süden bis hierher ins eben tauende New England. Er beobachtet den Vogel, der in dem blassen Wintergras herumhüpft, und fragt sich, wo er wohl gewesen sein mag und ob er eins von den Rotkehlchen ist, die auch im letzten Jahr hier waren. Hat er seinen Weg durch die Wolken gefunden, indem er sich an Bergen und Flüssen oder der Meeresküste orientierte, und hat er drunten auf der Erde nach dem einzigen Fleck gesucht, der für ihn zu Hause bedeutet – dem Baum neben der Wäscheleine?

Möglich ist es. Es gibt viele Berichte über Vögel, die Jahr für Jahr an demselben Platz auftauchen. Manche sogar immer am selben *Tag* des Jahres. Was befähigt einen Vogel, Tausende von Meilen durch Wind und rauhes Wetter zu navigieren, um pünktlich an dem Hickorybaum anzukommen, den er im letzten Herbst verlassen hat?

Ornithologen haben für eine Studie über Vogelmigration einige Sturmtaucher beringt, sie von ihren Brutkolonien in England weggeholt und entlang der Küsten von Nordamerika und Südeuropa freigelassen. Die meisten dieser Vögel haben den Weg über Kontinente und Meere zu ihren Nestern mühelos gefunden. Sie sind schnurstracks nach Hause zurückgekehrt. Einige der Sturmtaucher haben ganze zwölfeinhalb Tage gebraucht, um den Nordatlantik zu überqueren.

Nicht alle Vögel können das, doch die Zugvögel, die weite Strecken zurücklegen, haben außerordentlich feine Sinne, die sie befähigen, Jahr für Jahr zu demselben Stück Land zurückzufinden. Diese Vögel werden anscheinend durch die Stellung der Sonne geleitet; sie richten sich nach ihrer täglichen Bahn über den Himmel. Nachts orientieren sie sich an den Sternen, und möglicherweise hören sie auch die niedrigen Frequenzen des Infraschalls der Ozeane, selbst wenn sie sich Hunderte von Meilen im Landesinnern befinden. Sie können vielleicht sogar den Winkel zwischen den magnetischen Gürteln messen, die die Erde umgeben, und die Gravitationslotlinien zwischen sich selbst und dem Grund unter ihnen.

Eingedenk all dessen wird er das nächste Mal, wenn er ein Rotkehlchen sieht, rufen: «Gratuliere!»

Nancy ruft ihn nur sehr ungern an, das weiß er, aber sie sagt, er sei der einzige, der wisse, wie groß ihr Schmerz sei. Kurz bevor er sich zum Abendessen setzen will, sagt sie ihm, wie sehr sie Margaret vermißt. Ihre Qual trifft ihn ins Herz. Er steht in der Küche und weint; er möchte ihr etwas Tröstliches sagen, doch er kann nichts anderes tun, als über seine eigene Traurigkeit sprechen.

Er denkt an den schrecklichen Morgen, als Dick ihn zu ihrem Haus fuhr, damit er ihr sagen konnte, daß Margaret gestorben war. Sie hatten sich seit Monaten nicht gesehen, und er hatte sie nie zu Hause besucht, daher wußte sie es, als sie ihn an der Haustür stehen sah. «Nancy . . .», sagte er, und sie schrie: «Nein! NEIN!», noch bevor er sagen konnte: «. . . Margaret ist letzte Nacht bei einem Feuer ums Leben gekommen.» Er saß bei ihr im Wohnzimmer, preßte einige Einzelheiten hervor – wie die Polizei gekommen war, um es ihm zu sagen, daß der Leichenbeschauer gesagt hatte, sie sei im Schlaf gestorben, daß ein Junge bei ihr gewesen war –, alles, was er wußte. Die Kluft, die sich mit den Jahren zwischen ihnen gebildet hatte, war vergessen, als sie um das Kind trauerten, dem sie beide das Leben gegeben hatten. Nach einer Weile stand sie auf, holte einen Besen aus der Küche und begann weinend den Boden ihres Wohnzimmers zu kehren.

Ein tibetisches Rollbild hängt an der Wand neben dem oberen Treppenabsatz. Ein blutrünstiges Ungeheuer, wahrscheinlich die Göttin Kali, gemalt in Gold auf schwarzem Stoff. Ihre Lippen sind rot vom Blut ihrer Opfer, und im Haar hat sie, wie er jetzt mit Entsetzen feststellt, brennende Kerzen. Das ist eine Gottheit, wie er sie anerkennen kann – eine Göttin des Terrors und der Zerstörung.

Die Sitcoms im Fernsehen kommen ihm wahnsinnig vor. Die Menschen auf dem Bildschirm erscheinen ihm wie Marionetten mit unmöglichem Gesichtsausdruck und falschen Gesten. Nichts an ihnen verrät, daß sie ein menschliches Herz haben, keine Andeutung, daß ihnen jemals im Leben etwas Tragisches widerfahren ist. Er sieht die Filme und fühlt sich ihrer Welt und dem Publikum, für das sie gemacht sind, entfremdet. Er weiß, sie stellen nicht das Leben, nicht die Realität dar, sondern sind zur Unterhaltung, zur Entspannung von den Anstrengungen des Lebens gedacht. Doch sie unterhalten und entspannen ihn nicht. Ihre alberne Lustigkeit kränkt und belästigt ihn.

Wieder ein warmer Tag, der ihn aus dem Büro und in den Garten lockt. Während er gräbt, singt ein leuchtendroter Kardinal im Forsythienstrauch.

Wie seltsam, daß er hier ist, daß er an diesem sonnigen Hang lebt, mit einem Garten und einem Teich. Vor ein paar Jahren noch war er eingesperrt in ein schmuddeliges Apartment und fuhr Allan Kerns Joghurtwagen, um die Miete bezahlen zu können, arbeitete, von Rechnungen in die Enge getrieben, Tag und Nacht.

Und wie ist er zu diesem Haus und in diese wesentlich besseren Verhältnisse gekommen? Ein paar Schreibaufträge ergaben sich. Seine Idee für ein Mitteilungsblatt wurde umgesetzt und entpuppte sich als beträchtliche Einnahmequelle. Die Rechnungseintreiber riefen nicht mehr an, die Kreditkarten kamen mit der Post. Er kann sich neue Schuhe kaufen, das Auto reparieren lassen und anfangen, Geld für seinen Ruhestand zurückzulegen.

Plötzlich ist er im Paradies. Fast scheint es, als sei ohne sein Wissen ein Handel abgeschlossen worden. «Gib ihm das Geld, die wunderbare Frau, das Haus auf dem Hügel. Laß ihn glauben, daß er alles hat. Dann nimm ihm das Mädchen.»

Obwohl sich an die Hügel noch immer Schnee klammert, kommt der Frühling. Tag und Nacht sind nun von gleicher Länge. Die Erde hat in ihrer Umlaufbahn um die Sonne den Punkt erreicht, an dem die nördliche Hemisphäre nicht mehr vom Licht abgewandt ist.

Seit Tausenden von Jahren hat dieser durch die Lage der Erde im Weltraum bestimmte Zeitpunkt dem menschlichen Geist Sicherheit gegeben, auch wenn er für die Gräser und Bäume, die Insektenlarven, die sich im Boden krümmen, oder die Tiere, die jedes auf seine Weise das Kommen des Frühlings spüren, keine Bedeutung hat.

Vor Jahrhunderten errichteten unsere Ahnen, wachsame Beobachter des Himmels, steinerne Tempel, die so ausgerichtet waren, daß sie im Wechsel der Jahreszeiten die Sonnenstrahlen auffingen. Daß sie die Wiederkehr der Sonne Jahr für Jahr zum selben Punkt am Horizont voraussagen konnten (was wir heute als die Drehung der Erde zum selben Punkt im Weltraum kennen), hat ihnen das Universum wohl weniger chaotisch erscheinen lassen. Sie schufen eine Illusion, der wir noch immer anhängen: daß wir nicht Opfer der Zeit sind – obwohl wir im tiefsten Innern wissen, daß wir es sind.

> «Wie große, schwarze Rinder ziehn die Jahre
> Über die Erde hin, von Gott geführt.
> Und ihre Füße treten mich zu Boden.»
>
> *W. B. Yeats, Gräfin Cathleen*

Mit Interesse und voller Hoffnung liest er Berichte über Erfahrungen an der Schwelle des Todes. Ist es möglich, daß sie in diesem brennenden Zimmer nicht solche Angst erdulden mußte, wie er es sich vorstellt? Ist es möglich, daß sie sich von ihrem Körper löste und sein Sterben mit ruhiger Einwilligung beobachtete, wie diese Berichte es nahelegen?

Es verlangt ihn danach, die Zeit zurückzudrehen und in jenem Moment bei ihr zu sein, so wie er in ihrer Kindheit bei ihr war, wenn sie vor neuen und beängstigenden Erfahrungen stand. An ihrem ersten Schultag oder im Krankenhaus, vor einer Operation, oder das erste Mal, als sie auf ihrem rosa Fahrrad die Straße hinunterstrampelte, um die Ecke und aus seinem Blickfeld.

Er würde alles dafür geben zu wissen, daß ihr Geist in jenem raucherfüllten Zimmer bereitwillig hinüberging in das Licht.

Immer wieder sieht er Dinge im Haus und liebt sie allein dafür, daß sie da waren, als Margaret noch lebte. Der kunstvoll aufgetürmte Holzstapel, den er letzten Herbst errichtet hat, ist noch genauso fast fertig, wie sie ihn von ihrem Schlafzimmerfenster aus gesehen haben könnte. Ein Hemd in seinem Schrank, das er zum letztenmal trug, als Margaret zu Hause war: Sie hat es vielleicht berührt. Es könnten Fettspuren von ihren Fingern an dem Gewebe sein, denkt er, während er über den Stoff streicht.

Nachdem Queen Viktorias Gemahl gestorben war, durften die Dienstboten das Schlafzimmer, in dem seine Leiche lag, erst aufräumen, als es fotografiert worden war. Sie wollte jedes Detail der Todesszene auf Film verewigt haben: den Leichnam im Bett, die prunkvollen Nachttische, die Porträts königlicher Ahnen an den Wänden. Monatelang hielt Queen Viktoria im Schlaf Alberts Nachthemd in den Armen. Ein Gipsabguß seiner Hand stand auf ihrem Nachttisch, und an die Wand über seinem leeren Bett hängte sie sein Porträt, umrahmt von einem Kranz aus Immergrün. Jeden Abend vor dem Dinner bat die Queen die Diener, saubere Kleider für ihn bereitzuhalten sowie ein Becken mit heißem Wasser und ein Handtuch.

In der viktorianischen Ära suchten Trauernde Trost auf eine Weise, die uns heute makaber erscheint. Sie ließen ihre geliebten Toten fotografieren, im Sarg, manchmal sogar mit den Lebenden zusammen. Er erinnert sich an das Bild eines toten Kindes, das, den Kopf in den Schoß seiner Mama gebettet, auf einem Sofa liegt. Er fragt sich, ob diese Frau wußte, daß die Fotografie ihrem ungläubigen Herzen helfen würde zu begreifen, daß ihr Sohn wirklich gestorben war.

Auf seinem Morgenspaziergang durch den Wald gibt die Erde, die am Tag zuvor noch gefroren war, ein wenig unter seinen Füßen nach. Die nördliche Hemisphäre neigt sich mit jedem Tag weiter der wärmenden Sonne zu. Sein Weg führt ihn noch immer durch eine Landschaft in Braun und Schwarz, doch das Leben regt sich bereits in den noch unbelaubten Bäumen und im Boden. Käfer wachen auf. Plasma bewegt sich in den Zellen begrabener Samenkörner.

Im Fernsehen sieht er einen Bericht über eine Frau, deren beide Kinder in einem Feuer ums Leben gekommen sind; ihr Haus brannte nieder, während sie einkaufen war. Er sieht sie weinend im Vorgarten stehen und spürt ein Aufwallen in der Brust, dann Tränen. Er möchte sie berühren, ihr übers Haar streichen und mit ihr weinen.

APRIL

Vier Monate sind vergangen, und er hat geglaubt, daß auch die widerstrebendsten Teile seiner selbst inzwischen soweit seien, sich die Tatsache ihres Todes einzugestehen. Doch ein Traum deutet darauf hin, daß er über seinen unbewußten Widerstand kaum etwas weiß.

> Ich erklimme eine Düne und sehe Margaret und ihre Freunde am Strand. Sie stehen dicht an der Wasserlinie und werfen einander einen großen bunten Ball zu. Ich gehe am Strand entlang und sehe sie wieder.
>
> Ich gehe zu ihr und sage: «Was ist los? Ich dachte, du wärest gestorben?»
>
> «Ich habe Aufschub», sagt sie.
>
> Später sehe ich sie noch einmal und gehe auf sie zu. Ich falle auf die Knie und umschlinge ihre Beine mit beiden Armen. Ich blicke zu ihr auf und frage: «Ist es wirklich wahr? Ich dachte, du wärest gestorben!»
>
> Sie schaut herunter zu mir und sagt: «Es ist wirklich wahr.»
>
> Ich weine und sage: «Ich dachte wirklich, es wäre wahr.»

> Weinend wache ich auf und höre mich wieder und wieder sagen: «Ich dachte wirklich, es wäre wahr.»

Die rätselhaften Aussagen und Fragen in seinem Traum verwirren ihn. Offenbar versucht immer noch irgend etwas in ihm, an der Tatsache, daß sie tot ist, etwas zu ändern.

> Es ist ein schöner Frühlingstag, doch sein strahlender Glanz wirkt hart und irgendwie drohend. Alle anderen müssen ihn als schön empfinden, doch meine Wahrnehmung ist verzerrt. Selbst in meinem eigenen Haus stoße ich mich an Gegenständen. Zeitweise sind die Zimmer in ein verwirrendes Licht getaucht. Das Vertraute ist unvertraut.

Er wälzt sich Stunde um Stunde im Bett, während vom Teich unterhalb des Hauses die Frühlingsrufe der Laubfrösche heraufdringen. Sie scheinen ihn zu rufen, und schließlich geht er nach draußen.

Die warme Nachtluft ist erfüllt von klagendem Gepiepse – winzige Froschstimmen rufen: «Hier bin ich! Hier! Hier!» Als er zum Teich hinuntergeht, hallen diese Rufe laut in den Kiefern wider, als er sich aber dem Ufer des Teiches nähert, verstummen sie. Er steht, schaut auf die Spiegelungen der Sterne und lauscht in die Stille. Nach einer Weile zirpt eine Stimme über den Teich, und bald verlieren selbst die Frösche im Gras zu seinen Füßen ihre Angst vor ihm und stimmen ein. Er fühlt sich willkommen. Er schließt die Augen, und es ist, als gehöre er zu dem Chor, der in die Nacht hinausruft: «Hier bin ich! Hier bin ich! Komm zu mir! Komm zu mir!»

Die Tage werden länger; nach der Arbeit geht er nun bei Sonnenschein spazieren und nicht mehr im Dunkeln wie im Winter. Die Luft scheint mehr Substanz zu haben, als sei sie mit unendlich vielen Samen befrachtet, die sich über das

Land verstreuen. Auf seinem Weg den Hügel hinunter stellt er sich vor, Margarets Moleküle würden von der Brise verweht, zusammen mit denen von Shakespeare, Kleopatra und all jenen, die einmal gelebt haben und deren Namen vergessen sind. Theoretisch wirbelt die Atmosphäre von Elementen, die einmal zu ihnen gehörten. Ihre für kurze Zeit belebten Körper sind in der Erde versunken, haben sich zersetzt und sind im Laufe der Zeit zum Himmel erhoben worden.

Auch Margaret ist hier, in dieser Form, die nicht mehr sie selbst ist. Das meiste von ihr ist hoch und höher gestiegen, bis in die Stratosphäre, und umkreist nun die Erde. Einiges von ihr ist vielleicht inzwischen durch die Wolken heruntergerieselt, und beim Gehen stelle ich mir vor, daß ihre Moleküle die Bäume und das Gras mit Lebenskraft nähren.

Wenn ich tief einatme, absorbiere ich dann ein wenig von dem, was einmal Margaret war, nutze ich dann wieder einige derselben Atome, der Teilchen uralter Sterne, die ihr einmal Leben gaben?

Wie jeder berufsmäßige Folterer weiß, zerrüttet Mangel an Schlaf den Verstand. Früher hat er nie viel über den Schlaf nachgedacht, doch jetzt, da er unter seiner Abwesenheit leidet, fragt er sich, warum das Gehirn nicht wie der Körper zu ruhen braucht, sondern jede Nacht eine Welt von Träumen durchlaufen muß. Niemand scheint zu wissen, was das Gehirn während seiner nächtlichen Reisen findet, doch was es auch ist, es hat die Macht, alles zu heilen – bis auf die schmerzlichsten Wunden.

«Schlaf ist des Schmerzes mildester Balsam und erfüllt
Alle Ämter des Todes, nur tötet er nicht.»

John Donne

Ich sehne mich nach dieser Todesnähe wie nie zuvor.

Heute nachmittag fegt der Wind über den Bäumen verirrte Wolkenfetzen vor einer grauen Decke dahin. Die zarten Formen bewegen sich wie Figuren auf einer Bühne. Jedes Fragment, das vorüberzieht, ist wie ein Menschenleben, das verschwindet.

Sein Neffe Travis hat auf Margarets Tod mit dem Versuch reagiert, sich seinen Platz im Himmel zu sichern. Er hat seine Mutter angefleht, sie möge den Pfarrer bitten, ihn sofort zu taufen, obwohl er das erforderliche Alter noch gar nicht erreicht hat. Am darauffolgenden Sonntag wurde die Zeremonie vollzogen.

Er hat gelesen, daß Kinder, die jünger sind als Travis, zwischen drei und fünf Jahre alt, den Tod nicht als etwas Endgültiges betrachten. Sie glauben, daß jemand geht und wiederkommen kann. Der Mensch, der gestorben ist, schläft und kann hören, was gesprochen wird, und wenn er begraben ist, fühlt er, wenn jemand sich dem Grab nähert.

Das Kind in mir, das die Endgültigkeit nicht verstehen kann oder will, denkt auch so über den Tod.

Studien zeigen, daß sechs-, siebenjährige Kinder den Tod als einen Engel, ein Skelett oder einen «Todesmann» personifizieren. Es kommt vor, daß Kinder in diesem Alter sagen, sie hätten das Gesicht oder die Gestalt des Todes gesehen, oder sogar, er sei bei Nacht in ihr Zimmer gekommen und habe versucht, ihnen die Decke vom Bett zu ziehen. Ein Kind hat Psychologen erzählt, der Tod sei weiß und habe Schlüssel, die jede Tür öffnen könnten.

In Travis' Alter neigen Kinder dazu, wissenschaftliche Erklärungen zu akzeptieren. Der Tod ist das Aussetzen des Herzschlags und anderer Körperfunktionen, das Ende des Lebens. Als Margaret starb, muß Travis bewußt geworden sein, daß der Tod wirklich vorkommt, selbst bei jungen Menschen, selbst bei jemandem, den er kennt.

Zuweilen erscheint ihm die Tagebuchschreiberei sinnlos, eine Art ausgefeiltes Vor-sich-Hinmurmeln. Was soll es nützen, Seiten mit weinerlichen Worten zu füllen, mit verwirrten Gedanken, Wünschen, Aufschreien, mit Sätzen, getränkt von Blut? Der kathartische Wert allein genügt nicht, um ihn bei der Stange zu halten, deshalb stellt er sich einen Zuhörer, einen Leser vor. Auf einer gefahrvollen Reise braucht man Gesellschaft. Er findet sie, wenn er die Texte derer liest, die ähnliche Stürme zu bestehen hatten, und wenn er schreibt, hilft es ihm, sich an seiner Seite einen Gefährten zu denken, der leidet wie er.

> Ich spreche mit dir, dem vorgestellten Freund. Ich sammle Bruchstücke des Lebens, durchforste Gedanken und Gefühle, finde Worte von anderen, manche vor langer Zeit geschrieben, Worte, die mir sinnvoll erscheinen und die ich uns hier vor Augen führe, auf daß wir gemeinsam versuchen zu verstehen.

An der Magnolie vor der Küchentür sind über Nacht Hunderte herrlicher rosaweißer Blüten aufgesprungen. Andere Bäume sind kahl, und sonst gibt es noch keine Blumen unter dem kalten, farblosen Himmel. Er bangt um diese Blüten. Es ist die Zeit im Jahr, da ein launischer Nordwind sie jeden Moment erfrieren lassen könnte. Letztes Jahr waren die zarten Blütenblätter von Schnee bedeckt und sind bald vom Wind zerfetzt worden. Doch nun sind sie wieder da und setzen ihre Schönheit tapfer der Aprilluft aus, während andere Bäume weise genug sind zu warten.

Er ist allein im Haus, trägt Bestecke aus dem Eßzimmer in die Küche, betrachtet ein Messer, das er in der Hand hält, und denkt an Selbstmord. Ein Gedanke, kein Impuls. «Ich könnte dieses Messer benutzen und hier auf dem Küchenboden verbluten.» Eine seltsame Möglichkeit. Die Erkenntnis, daß er die Wahl hat. Er betrachtet den Gedanken, dreht ihn um und um, wie er einen interessanten Stein studieren würde.

Sein Tod erscheint ihm wie ein Tor, das er furchtlos durchschreiten könnte. Wenn Margaret es getan hat, kann er es auch. So, wie er der zweite war, der im Fallschirmspringkurs aus dem Flugzeug sprang, kann er ihr dahin nachfolgen, wo sie hingegangen ist.

Trotz seines Kummers macht er keinen Gebrauch von dem Messer, und er fragt sich warum. Zu häßlich. Mieke würde ihn finden, in seinem Blut liegend. Er würde den Menschen, die er liebt, weh tun.

> Der tiefere Grund ist, daß ich eine gewisse Schwungkraft in mir spüre – eine stille, aber beharrliche Kraft, die mich vorwärtstreibt.

Welch trauriger Anblick: ein Mann und eine Frau, geschieden, werfen die Asche ihrer Tochter in den Fluß.

Er steht neben dem strömenden Wasser und liest einen Abschnitt aus *Der Prophet*, der mit den Zeilen endet: «Denn Leben und Tod sind eins, so wie der Fluß und das Meer eins sind.»

Sie schaufeln die Asche ihrer Tochter aus den Kästen und werfen sie hinaus in die Stromschnellen, wo sie im dunklen Wasser verschwindet. Danach werfen sie Blumen. Gelb, weiß, orange schwimmen die Blumen flußabwärts, unter der Brücke hindurch und um die Biegung. Nancy weint die ganze Zeit, er dagegen ist zu wütend. Er denkt, wie klein die Blumen sind, wie kläglich diese Geste.

> «Und was heißt, nicht mehr zu atmen, anderes, als den Atem von seinen rastlosen Gezeiten zu befreien, damit er emporsteigt und

> sich entfaltet und ungehindert Gott suchen kann?
> Nur wenn ihr vom Fluß der Stille trinkt, werdet ihr wirklich singen.»
>
> *Khalil Gibran, Der Prophet*

Singt sie jetzt? «Ja», sagt sein Herz, doch als er diese Worte rezitiert und sich vorstellt, wie seine Tochter tot auf dem Boden ihres brennenden Zimmers liegt, fühlt er, daß sie nicht die Realität beschreiben.

> In Schmerz und Verwirrung tasten wir nach einem Sinn, doch ich kann mich nicht davon überzeugen, daß wir ihn gefunden haben.

Am nächsten Tag in der Morgendämmerung versammelt sich die Familie zu einer Feier. Es regnet. Sie pflanzen eine Hängebirke. Sie legen rote Rosen in das Loch, bevor sie es mit dem Wurzelballen des Bäumchens und Erde füllen.

Nachdem alle gegangen sind, steht er am Fenster und schaut hinaus auf den Baum. Abgesehen davon, daß Familie und Freunde zusammengekommen sind, war die Zeremonie von einer trostlosen Unzulänglichkeit.

> Ich wünschte, ich hätte statt dessen auf dem Hügel ein Feuer gemacht und wäre die ganze Nacht brüllend darum herum gesprungen.

Samuel Sewall, der im puritanischen Massachusetts ein langes und rechtschaffenes Leben gelebt hat, führte von 1674 an fünfundfünfzig Jahre lang ein Tagebuch. Er hielt viele Ereignisse darin fest, aber wenig von seinen Gefühlen. Sein Eintrag am Tag der Beerdigung seines neugeborenen Sohnes beschränkt sich auf eine Aufzählung der Namen derer, die an dem Gottesdienst teilnahmen; kein Wort über seinen Kummer. Statt den Tod seines Sohnes zu beklagen, schrieb

Sewall: «Der Herr demütige mich gütig hinsichtlich all meiner Feindseligkeit gegen ihn und lasse seine Zerstörung meines Ebenbildes in meinem Sohn ein Mittel dazu sein.» Und er fügte hinzu: «Beträchtlicher Schneefall heute nacht.»

Als er das zum erstenmal las, dachte er, Sewall habe kein Herz gehabt oder der puritanische Glaube habe es in Stein verwandelt. Richter Sewall betrachtete seinen Sohn offenbar als ein Ebenbild seiner selbst und dachte, Gott habe ihm durch die Zerstörung seines Ebenbildes eine Lehre erteilt. Hatte seine Frau neun Monate lang ein Kind tragen müssen, nur damit es in einer kalten Nacht starb, um Samuel Sewall (ein wenig) Demut zu lehren?

Doch als er länger darüber nachdenkt, stellt er fest, daß auch er sich schuldig gemacht hat, indem er sein Kind als sein Ebenbild betrachtete und sich seinen Tod zu eigen machte. Ärgert ihn Sewalls Bitte, sein Zorn möge in Demut verwandelt werden, deshalb so sehr, weil sein eigenes Ego, aufgebracht über den Tod seiner Tochter, sich weigert, sich den Mächten zu beugen, die größer sind als er?

Möglicherweise hat das Gebet Samuel Sewall geholfen, Demut zu erlangen. Später war er während der Hexenprozesse von Salem der einzige Richter, der zugab, daß er falsch gehandelt hatte, indem er die neunzehn «Hexen» verurteilte und aufhängen ließ. Im Jahre 1697, fünf Jahre nach den Prozessen, als die Gesetzgeber von Massachusetts einen Tag öffentlicher Reue verordneten, stand Sewall hinten in der Old South Church von Boston und hörte zu, wie der Gemeinde das Eingeständnis seines Irrtums vorgelesen wurde.

Die erste Schildkröte, die er in diesem Frühling sieht, reckt Kopf und Schultern aus dem Wasser, im Begriff, aufs Trockene zu klettern und sich zu sonnen. Die Sonne wärmt, und er stellt sich vor, daß die Schildkröte in ebendieser Minute aus ihrem Winterschlaf im gefrorenen Schlamm erwacht ist.

Das wäre ihr erstes Schnuppern frischer Luft seit ... wann? Letzten Herbst.

Er identifiziert sich mit diesem Geschöpf, das seinen Kopf dem Himmel entgegenreckt, voll Sehnsucht nach der Sonnenwärme. Auch sein Blut war kalt in diesem Winter. Als er näher kommt, wittert die Schildkröte Gefahr statt Verwandtschaft und gleitet zurück unter die Wasseroberfläche.

Sein Freund vom College, Steve Silverman, schockierte alle, die ihn kannten, als er sich im Alter von sechsundzwanzig Jahren das Leben nahm. Alle hatten Steve geliebt. Sie drängten sich um ihn, um seine Witze zu hören und etwas mitzubekommen von seiner bittersüßen, romantischen Art, das Leben zu betrachten. Er war eine Quelle passender Zitate. Eins seiner Lieblingszitate stammte von Horaz: «Glücklich, ein freier Mann/ist der allein/der täglich sich sagen darf:/‹Ich hab' gelebt›.» Doch nur wenige Jahre nachdem sie das Studium abgeschlossen hatten, hortete Steve heimlich Pillen, und am Silvesterabend, allein in seinem Zimmer, schluckte er sie alle.

Steve hatte sich manchmal bei ihm beklagt, er fühle sich «niedergeschlagen», doch er, der wenig über Depressionen wußte, hatte es nicht ernst genommen. Auf dem Friedhof stand Steves Psychiater mehrere Reihen hinter der Familie und den Freunden, weil er wußte, daß sie ihn, jung, wie sie waren, vielleicht beschuldigen würden. Seit damals hat er gelernt, die dunkle Macht der Depression zu respektieren. In ihrem Griff kann selbst ein Mensch wie Steve den Tod wählen.

Camus hielt Selbstmord für das einzige echte philosophische Problem, weil es dabei letztlich um die Entscheidung geht, ob das Leben es wert ist, gelebt zu werden, oder nicht. «Sobald jemand beschließt, sich nicht zu töten, muß er über das Leben schweigen», sagte er.

> Heute morgen, als ich stöhnte bei dem Gedanken an einen neuen Tag, stellte ich mir vor, wie Camus mich ansieht und sagt: «Wenn du dich nicht erschießen willst, hör auf zu jammern und mach weiter.»

Eine andere uralte Geschichte sendet ihre Strahlen durch die Jahrhunderte, um zu ihm zu sprechen. Sie ist aus dem *Mahabharata*.

Die fünf Pandava-Brüder waren nach vielen Tagen des Wanderns durch die Wildnis sehr durstig. Sie schickten den jüngsten Bruder aus, um Wasser zu suchen. Er kam an einen See und wollte gerade trinken, als er eine Stimme hörte, die sagte: «Halt, Kind, zuerst beantworte meine Fragen, und dann darfst du trinken.» Er hörte nicht auf die Stimme, trank ein wenig Wasser und starb. Ein zweiter Bruder kam zu dem See, hörte die gleichen Worte, beachtete sie nicht und starb wie der erste Bruder. Zwei weitere Brüder kamen, und bald lagen vier Brüder tot am Ufer des Sees. Yudhishthira, der älteste, kam, sah die Toten und begann zu weinen. Dieselbe Stimme, die zu seinen Brüdern gesprochen hatte, sagte: «Kind, zuerst beantworte meine Fragen, und dann werde ich deinen Kummer heilen und deinen Durst stillen.» Yudhishthira drehte sich um und sah Dharma (was bedeutet: «Sittlichkeit, Recht, kosmisches/universales Gesetz») in der Gestalt eines Kranichs neben sich stehen.

«Was ist die Straße zum Himmel?» fragte der Kranich.

«Wahrhaftigkeit.»

«Wie findet ein Mann das Glück?»

«Durch rechte Lebensführung.»

«Was muß er besiegen, um dem Leid zu entkommen?»

«Seinen Verstand.»

«Wann wird ein Mann geliebt?»

«Wenn er ohne Eitelkeit ist.»

«Welches ist von allen Wundern der Welt das wunderbarste?»

«Daß der Mensch, obwohl er alle anderen um sich her sterben sieht, nie glaubt, daß er selbst sterben wird.»

«Wie erlangt man die wahre Religion?»

«Nicht durch Argumentieren. Nicht durch heilige Schriften und Lehrsätze; sie können nicht helfen. Der Pfad zur Religion wird von den Heiligen ausgetreten.»

Dharma in der Gestalt des Kranichs war zufrieden. Er offenbarte sich Yudhishthira und erweckte die vier Brüder wieder zum Leben.

Viele der Fragen in dieser Geschichte interessieren ihn, doch die nach dem Leiden berührt seine Krise ganz unmittelbar. Er hat herausgefunden, daß es nicht seine Gefühle sind – sein Herz –, was er besiegen muß, sondern seinen Verstand. Genau das, worauf er sich sein Leben lang verlassen hat und was sich nun nicht nur als unzuverlässig erwiesen hat, sondern sich auch mit seinem Ego verschworen zu haben scheint, den Tod seiner Tochter nicht zu akzeptieren.

Er sieht in dieser uralten Geschichte ein Beispiel des inneren Gleichgewichts, das ihm fehlt. Der älteste Bruder, Yudhishthira, ist trotz seines großen Schmerzes nicht mit sich selbst beschäftigt, wie seine Brüder es waren (und wie er es selbst war). Yudhishthira hört Dharma dennoch, verliert nicht seine Verbindung mit dem Gesetz des Lebens. Er ist in der Lage, selbst in Qual und Schmerz ein Gleichgewicht zwischen seinem Schmerz und seinem spirituellen Bewußtsein zu bewahren. Er hört zu, wenn der Kranich spricht.

Yudhishthira repräsentiert ein übermenschliches Ideal, das er nicht erreichen kann, doch er spürt, daß diese Geschichte ihn auffordert, sich der Realität zuzuwenden, die jenseits des Kummers, jenseits des Selbst liegt und der er sich stellen muß.

Eine Brise fegt durch die Kiefern und über das Feld und weht den feuchten Geruch von fruchtbarer Erde herüber. Im Schatten der Felsblöcke am Ende einer Mauer blühen zwei weiße Anemonen – die ersten Wildblumen des Frühlings. Überrascht von ihrem leuchtenden Glanz im Schatten des Gesteins, bückt er sich, um die zarten Blütenblätter zu betrachten, und ist bewegt von ihrem unwahrscheinlichen Weiß.

> Wie kann dieser schimmernde Glanz aus den Tiefen der Erde hervorkommen? Wenn das geschehen kann, muß absolut alles möglich sein.

In seinem *(Old) Farmer's Almanac* liest er, daß ein Mann namens Joshua Slocum an diesem Tag im April 1885 die Segel hißte; der erste Mensch, der allein die Welt umsegelte.

> Ich stelle mir einen wettergegerbten Mann in den besten Jahren vor, reich an Muskelkraft und Scharfsicht, wie er sein Boot von einer felsigen Küste in die Wellen stößt. Er setzt seine Segel, und bald treibt der Wind ihn weg vom Land. Ich sehe ihn als einen einsamen Fleck von Bewußtsein, der auf weiten Meeren dem Tod entgeht und sich Tag für Tag ein Stückchen weiter um den Planeten herum bewegt.

Er hat gedacht, die Zeit würde ihn heilen, die Qual würde allmählich nachlassen, doch er lernt, daß die Trauer eine Flut ist, die für eine Weile zurückweicht und dann wieder heranbraust, um ihn zu ertränken.

Es ist ihm unmöglich zu arbeiten, und in einem Zustand dumpfer Trauer geht er nach oben, nimmt Tinte, einen Pinsel und Aquarellierpapier und läßt seine Hand gehen, wohin sie will; er taucht den Pinsel in schwarze Tinte und Wasser, bewegt ihn auf dem Papier, füllt ein Blatt nach dem anderen mit immer dem gleichen Bild: eine Gestalt, die über einer Kerze schwebt, einen Arm ausgestreckt, wie um die Flamme abzuwehren. Jedes Bild ist weniger deutlich als das vorhergehende, die Gestalt wird größer, löst sich auf und dehnt sich über die Ränder des Papiers hinweg aus. Nach mehreren Stunden, die er so verbracht hat, liegt er auf dem Boden unter den verstreuten Papieren, das Bild schwebt an der Decke über ihm.

Rühre fein, rühre fein, Bäckersmann,
back mir einen Kuchen, so schnell du kannst.
Klopf ihn und roll ihn und schreib drauf ein M
und schieb ihn in den Ofen für Margaret und mich.

Er liest bei *Tschuang-tse*, wie der chinesische Philosoph sich benahm, nachdem seine Frau gestorben war: Als Tschuang-tses Frau gestorben war und Hui-tse kam, um sein Beileid zu bekunden, saß Tschuang-tse mit ausgestreckten Beinen auf der Erde, trommelte auf einem Tontopf und sang dazu.

Da sprach Hui-tse: «Deine Frau hat doch mit dir das Leben geteilt, Kinder großgezogen und ist mit dir alt geworden! Daß du, da sie gestorben ist, nicht klagst, ist schon genug. Daß du noch überdies auf einem Tontopf trommelst und dazu singst, geht doch wohl zu weit.»

Tschuang-tse sprach: «Nein. Zwar, als sie eben gestorben war, da war ich wie jeder andere auch zutiefst erschüttert. Als ich mich dann aber auf den Ursprung ihres Lebens besann, da fand ich, ursprünglich war sie leblos und nicht nur leblos, sondern ursprünglich auch gestaltlos und nicht nur gestaltlos, sondern ursprünglich auch wesenlos. Durch zeugende Vermischung im unfaßbar Unbegreiflichen ward sie und hatte Wesen, das Wesen verwandelte sich zu Gestalt und die Gestalt zu Leben. Nun abermals eine Wandlung, und sie starb. Die Aufeinanderfolge ist wie das ewige Gesetz von Frühling, Sommer, Herbst und Winter.

Nun ruht sie friedlich im großen Raum des Alls. Dennoch fortgesetzt zu klagen käme mir vor, als wollte ich das Schicksal nicht begreifen, und darum ließ ich es.»

Ich sehe die Weisheit darin, doch irgendwie kommt es mir vor wie die Geschichte eines Macho-Philosophen. Reichen Ideen aus, um den Kummer zu stillen? Wenn man einem Kind, das von einem Baum gefallen ist, das Gesetz der Schwerkraft erklärt, hört es deshalb nicht auf zu weinen.

«Sicher nicht», sagt eine andere Stimme, «aber wenn es das versteht, glaubt es vielleicht nicht, daß Gott den Ast abgebrochen hat, um ihm weh zu tun.»

Bäume stehen auf dem Hügel, die Äste starr vor den vorüberziehenden Wolken. Er sieht in ihnen einen ruhigen Stoizismus, eine Bereitschaft zu warten.

Die klagenden nächtlichen Laute der Frühlingsfrösche sind verstummt. Jetzt ist das Quaken der Ochsenfrösche zu hören. Thoreau sagte: «Die Ochsenfrösche trompeten den Einzug der Nacht herbei ...» In den dunklen Gräsern hokkend, künden sie von ihrer Existenz und ihrem Fortpflanzungswillen. Mieke und er stehen am Ufer des Teichs. Im Schein ihrer Taschenlampen sehen sie die glänzenden gelben Kehlen beim Singen anschwellen.

Auch sie haben ihn irgendwo in sich, diesen Impuls, drängend, drängend, drängend.

Als Margaret noch klein war und er zu Hause arbeitete, verbrachten sie viele Stunden zusammen, sie spielten, sangen und lachten. Sie entwickelten eine gewisse Kameradschaftlichkeit, die sich veränderte, als sie in die Pubertät kam, doch die Erinnerung an diese glückliche Zeit blieb ein Band zwischen ihnen.

Diese Erinnerungen trösten ihn jetzt. Sie ersparen ihm die Schuldgefühle, die er gehabt hätte, wenn er hätte denken müssen, er habe sie nicht genug geliebt. Dennoch ist da ein anklagendes Selbst, das den Finger hebt und sagt: «Du hättest sie beschützen müssen!» Er hätte sich vergewissern müssen, ob sie einen Rauchmelder hatte, und sie davon überzeugen sollen, daß sie nicht unverwundbar war. Als er sie besuchte, einen Monat bevor die Kerze umfiel, hätte er so leicht für zwölf Dollar ein Gerät anbringen können, das ihr das Leben gerettet hätte!

In seinem Wahnzustand unmittelbar nach ihrem Tod hat er sich eingebildet, er könne eine zweite Chance bekommen. Die Zeit konnte doch sicher zurückgedreht werden, und er konnte seine Leiter und Werkzeuge in ihr Zimmer schleppen und einen Alarm an der Decke anbringen. Wenn dann die Kerze umfiel und das Zimmer sich mit Rauch füllte, würde der Alarm sie wecken, und sie konnte weglaufen und sich in Sicherheit bringen. Die Feuerwehr würde das Feuer löschen, und er würde am Telefon ihre aufgeregte Stimme erzählen hören, wie sie gerade noch davongekommen sei. «Fast wäre ich umgekommen, Dad!»

Alle Eltern würden ihrem Kind Gefahren aus dem Weg räumen, wenn sie es könnten, aber das ist natürlich unmöglich, und die meisten Eltern lernen, daß sie, wenn sie sich zu sehr bemühen, ihre Kinder erdrücken, statt sie zu beschützen.

«Das Leben ihrer Kinder
sahen Eltern stets gefährdet
durch Feuer, Wasser, Luft
und andere Unfälle;
und manche kommen dem Unheil zuvor
zum Besten eines Kindes,
und räumen die Welt leer, um sie
sicher wie ein Zimmer zu machen.»

Louis Simpson, The Goodnight

Da wir die Welt nicht «leerräumen» können, müssen wir die Gefahren des Elternseins gegeneinander abwägen: fürsorglich sein und unsere Fürsorge zügeln, festhalten und loslassen.

Im Garten stoßen die Erbsen, die er vor einigen Tagen gepflanzt hat – winzige grüne Stiele, die meisten noch gekrümmt –, Steine und Erdklumpen beiseite und suchen Luft und Licht. Ein paar stehen wie kleine erwachende Tänzer, neigen und strecken sich in der Sonne.

Heiße Lava vom Kilauea-Vulkan in Hawaii hat sich in den letzten vier Jahren langsam auf den Pazifischen Ozean zubewegt. Jetzt ist der Lavastrom dreißig Kilometer lang und eineinhalb Meter tief. Er dampft, und nachts glüht er orangefarben. Er kriecht dahin und verschlingt Straßen, Häuser, Bäume und Spielplätze. Gestern kam er die Straße der kleinen Stadt Kalapaua herunter und begrub ein weiteres Haus unter sich. Nun nähert er sich der katholischen Kirche Star of the Sea und wird auch sie verschlingen, es sei denn, die Menschen heben und rücken das Gebäude rechtzeitig aus dem Weg. Der Strom ist nicht aufzuhalten.

Nachrichten dieser Art interessieren ihn. Er sieht die tödliche Lava als einen Aspekt der Macht, die ihm seine Tochter genommen hat. Die Formen, die diese Macht annimmt, erfüllen ihn mit Ehrfurcht, und er sucht nach dem Schlüssel für ihr Verhalten.

Hawaiianische Ureinwohner sagen, im Kilauea-Vulkan lebt die Göttin Pele, das Oberhaupt einer Familie von Feuergottheiten. Sie ist aus ihrer ursprünglichen Heimat – Tausende von Meilen entfernt im westlichen Pazifik – von ihrer Schwester Namakaokahai, der Göttin des Meeres, vertrieben worden. Pele floh über das Meer, benutzte ihre magische Grabschaufel, die *paoa*, um die Erdkruste zu durchstoßen, grub feurige Löcher, in denen sie sich verstecken konnte. Die Schwester verfolgte Pele, füllte die Löcher mit Wasser und erstickte ihre Feuer in großen Dampfwolken. Pele lief weiter, ließ sich in Kilauea nieder und spie Feuer und Rauch in die Luft, um ihre Schwester zu verscheuchen.

In ihrer jetzigen Wohnstatt auf Hawaii war Pele immer eine launische Göttin, stampfte mit den Füßen, löste Erdbeben aus und zerstörte das Land um sich her gelegentlich mit Strömen feuriger Lava, so wie jetzt wieder.

Es hat ihn überrascht, daß dieser Mythos sich so eng an die geologische Geschichte des Pazifiks hält. Geologen beschreiben den Kilauea-Vulkan (Peles derzeitiges Zuhause) als das Loch in der Oberfläche, durch das ein aufsteigender Strom flüssigen Gesteins aus einer heißen Stelle unter der Erdkruste quillt. Der Meeresboden hat sich im Verlauf von Jahrmillionen langsam nach Nordwesten verschoben, die heiße Stelle überquert und Vulkane ausbrechen lassen, die, indem sie abkühlten, neue Inseln bildeten. Die hawaiischen Inseln sind eine Kette vulkanischer Berggipfel (Peles frühere Verstecke), die eines Tages wieder im Meer versinken werden, worauf sich hinter ihnen neue Vulkane im Meer bilden werden.

M A I

Vor acht Jahren lag sein Vater auf einer Intensivstation, und einen Monat lang sahen seine Mutter, sein Bruder Jay und er zu, wie er immer schwächer wurde. Eines Nachmittags rief eine Krankenschwester an und sagte: «Sie sollten sofort kommen.» Sie erreichten die Klinik gerade rechtzeitig, um noch zu sehen, wie er mit zurückgeworfenem Kopf und offenem Mund seinen letzten Atemzug aushauchte. Der Monitor über seinem Kopf zeichnete den letzten Herzschlag auf – eine lange gebogene Linie, die sich wie ein Abschiedwinken über den Bildschirm und über seinen Rand hinaus bewegte.

Bis zu diesem Moment hatte er geglaubt, sein Vater würde wieder genesen – er *müsse* genesen. Er war erst zweiundsiebzig und ziemlich gesund, als er wegen Rückenschmerzen ins Krankenhaus kam. Die Untersuchungen dauerten mehrere Tage. Dann, ganz plötzlich, mußte schnellstens eine Notoperation vorgenommen werden, weil seine Hauptschlagader geplatzt war. Die Aorta wurde eilig zusammengeflickt, und dann lag sein Vater wochenlang auf der Intensivstation, und sein Leben versickerte langsam.

Eines Abends sagte er: «Papa, du wirst wieder gesund

werden.» Mit einem müden Lächeln antwortete sein Vater: «Ja», und dann erzählte er ihm, wie die stille Kraft seiner Mutter ihn durch all die Jahre ihres gemeinsamen Lebens getragen habe.

Eines Tages sah er, daß der Blutbeutel nicht wie gewöhnlich neben dem Bett hing. Als er danach fragte, erklärte die Schwester, der Arzt habe seines Vaters «Code» geändert und deshalb seien sämtliche lebenserhaltenden Maßnahmen eingestellt worden. Er rief den Arzt und bestand darauf, daß sein Vater Blut bekam. Das erhielt ihre Hoffnung noch ein paar Tage lang aufrecht, doch später wurde ihm klar, daß es seines Vaters Qualen verlängert hatte.

> Ich war blind für die Realität, für die Tatsache, daß mein Vater starb; geblendet von einem anderen Selbst, das heimlich und störrisch seine eigenen Bedürfnisse befriedigen wollte, von einem infantilen Selbst, das sich weigerte, eine Welt zu sehen, die nicht so war, wie es sie haben wollte.

Bei Sonnenaufgang steht er am Fenster und schaut hinaus auf den Magnolienbaum vor dem Haus; die kleinen, jungen Blätter bewegen sich unter einem Schauer von Regentropfen. Ab und zu biegt sich ein Blatt und schnellt in einem plötzlichen Ausbruch von Energie hoch. Der ganze Baum ist lebendig, es sieht aus, als tanzten die Blätter im weichen Licht.

Sein Schreibtisch ist bedeckt mit Papieren, Rechnungen, Zeitschriften, Akten und Listen von Dingen, die er erledigen muß – Software testen, Briefe beantworten, Artikel schreiben, Leute anrufen, Recherchen, Buchführung –, und die Post kommt herein, so unaufhaltsam, wie die Tage verrinnen.

Als werde er von einem Autopilotsystem gelenkt, hat

er immer nach dem Prinzip gearbeitet, je mehr Geld er verdiene, desto besser, selbst wenn das bedeutete, bis spät in die Nacht am Schreibtisch zu sitzen. Jetzt fragt er sich, ob man nicht auch mit weniger Geld leben könnte, um mehr Zeit zum Lesen zu haben, für Waldspaziergänge, für Gespräche mit Freunden oder für die Gartenarbeit.

> Schließlich ist meine Tochter tot, und ich lebe, gewärmt von dieser wohltätigen Sonne; ich spüre so intensiv, wie kostbar das Leben ist, daß ich den Gedanken, es zu vergeuden, nicht ertragen kann.

Dr. K. erklärt ihm die Röntgenaufnahmen von seiner Wirbelsäule. Sie zeigen ihm beschädigte Bandscheiben. Eine drückt sich zwölf bis fünf Millimeter tief in das Rückenmark, ein sogenannter Vorfall. Dr. K. rät zur Operation, je eher, desto besser.

Schmerzen, wie er sie im letzten Jahr hatte, sind nicht wieder aufgetreten, doch Dr. K. meint, das könne einfach vorübergehendes Glück sein. Bald könne er Probleme beim Gehen haben und bei der Kontrolle der Blase und des Darms. Oder es könne zur Lähmung kommen, wenn er sich noch einmal am Hals verletze. Dr. K. empfiehlt eine «anteriore Laminektomie», das heißt einen Schnitt vorn am Hals, um an die fraglichen Bandscheiben zu gelangen. Die Risiken dieser Operation seien minimal, versichert ihm Dr. K.

Am Waschmittelregal im Supermarkt fragt ihn eine ältere Frau, die er kennt, wie es ihm geht. «Oh, ganz gut», sagt er. Sie ist nicht überzeugt. Während sie miteinander sprechen, füllen sich ihre alten Augen mit Tränen, und als er das sieht, ergeht es ihm ebenso. Sie sind beide verlegen, verabschieden sich mit einer leichten Berührung voneinander und schieben ihre Einkaufswagen in entgegengesetzte Richtungen.

Miekes Lachen, eine fröhliche Musik, dringt aus einem

der anderen Zimmer herüber, und er muß lächeln, obwohl er nicht weiß, worüber sie lacht.

Ich liebe ihr Lachen. Es klingt, als sei sie bereit zu spielen, wann immer das Leben ihr eine Gelegenheit dazu bietet.

Ein Birnbaum, verkrüppelt und schief, wächst im Schatten eines größeren Apfelbaums. Der Baum ist nur geringfügig größer als er und neigt sich dem Hügel zu, fort von den anderen Bäumen, in dem Versuch, soviel Sonne als möglich zu erhaschen. Vor einigen Tagen haben seine Zweige ein paar Blüten hervorgebracht, und er hat gesehen, wie eine Biene zwischen den zarten weißen Blättern herumkroch.

Wir sehen nur die Oberfläche der Dinge und gehen nichtsahnend an verborgenen Welten vorüber.

Heute sieht er sich eine der mittlerweile verwelkten Blüten des Birnbaums genauer an und entdeckt unter ihrem vertrockneten Zentrum eine grüne Schwellung. Dieses vorgewölbte Ding ist schwanger! Er möchte mehr darüber wissen und schaut in seinem alten Botaniklehrbuch nach.

Wenn ein Pollenkorn auf dem weiblichen Teil der Blüte landet, entwickelt der Pollen einen Schlauch, in dem sich Sperma befindet. Der Schlauch verlängert sich, bohrt sich hinunter in die Blüte und versucht, das «Ei» der Blüte, eine feste, runde Gewebekugel an der Basis der Blüte, zu befruchten. Ein festes Häutchen bedeckt dieses Gewebe, mit einer kleinen Öffnung, um das Ende des Schlauchs zu empfangen, der von dem Pollenkorn her zu ihm hinwächst. Wenn es dem Schlauch gelingt, die Öffnung zu finden, dringt er ein und bewegt sich weiter in den Kern der Samenanlage hinein. Dort legt er seine Samenzellen ab, und es kommt zur Befruchtung.

Das alles ist ganz nüchtern dargestellt, denn in einem Lehrbuch ist Überschwang unangemessen. Er jedoch ist fasziniert von dem Verhalten eines Pollenkorns. Woher «weiß» es, daß es auf seinem weiblichen Gegenstück gelandet ist und nicht auf einer Blüte von einer anderen Spezies oder auf dem Boden? Welcher äußerst empfindliche Tastsinn führt den sondierenden Schlauch hinunter zu der winzigen Öffnung, dem einzigen Teil der großen Blüte, wo er seine sexuelle Erfüllung finden kann? Solche Fragen werden in seinen Büchern nicht beantwortet.

Im Verlauf des Monats Mai ereignet sich diese erstaunliche Leistung der Bestäubung unzählige Male rund um den ganzen Erdball. Wenn ich mir klarmache, wie erstaunlich das ist und daß, wenn es ausbliebe, die Erde sterben würde, dann möchte ich nach Paraden, Musik und Feuerwerk rufen.

Margarets Tod hat seine Abwehr gegen aufwallende Emotionen zerstört – nicht nur gegen Kummer, sondern auch gegen Angst, Mitgefühl, selbst überschwengliche Begeisterung. Seine sogenannte «maskuline» Rüstung, die er sich zugelegt hatte, um Dinge draußen zu lassen, aber auch drinnen zu behalten, ist zerbrochen. So wendet er sich hilfesuchend an andere, vielleicht «feminine» Seiten seines Selbst.

«Ulysses tat das auch,
doch nur als eine Geste – eine Geste, die der versammelten
Menge andeutete, daß er viel zu bewegt war, um zu sprechen.
Er lernte es von Penelope . . .
Penelope, die wirklich weinte.»

Edna St. Vincent Millay, An Ancient Gesture

Am Ende des Tages sitzt er mit Arthur draußen; sie schauen auf den Teich. Gewöhnlich verbringt auch Miekes Mutter

Mimi die «Cocktailstunde» mit ihnen, doch heute ist sie am gegenüberliegenden Ufer, bei einer Gruppe von «Wölflingen», jungen Pfadfindern mit ihren Eltern, die sich zur jährlichen Preisverleihungszeremonie versammelt haben. Man hört das Kreischen, Rufen und Pfeifen der Jungen, die das Ufer des Teiches erkunden und zwischen den Bäumen herumrennen. Arthur, in einem königsblauen Bademantel, die Füße auf einem Hocker, sieht aus wie ein weißhaariger König, der von seinem Thron aus der Einweihung junger Krieger zuschaut. Der verwundete König. Er leidet an einem angebrochenen Wirbel; die Verletzung hat er sich bei einem mysteriösen Fall zugezogen, und manchmal zuckt er vor Schmerz zusammen. Das Sonnenlicht verblaßt, und die Pfadfinder werden zum offiziellen Beginn der Feierlichkeiten zusammengerufen. Das Treuegelöbnis. Ein Erwachsener spricht. Ein Lied wird gesungen.

Arthur ist ungewöhnlich milde. Er ergeht sich in Erinnerungen an das erste Mal, als er Mimi in den Armen hielt und mit ihr tanzte. «Hmm . . . da war's passiert!» sagt er und leckt sich die Lippen. Dann spricht er über das gute Leben, das sie zusammen hatten, und sagt, wie sehr er sie liebt. Sie schauen zu, wie Pfadfinderführer einen brennenden Pfeil von einem der dunklen Bäume herunterschicken, um ein Lagerfeuer anzuzünden. Die Jungen rufen hurra und klatschen. Nachdem Mimi zurückgekommen ist, geht er nach Hause und überlegt, ob der leichte Schlaganfall, den Arthur vor einiger Zeit erlitten hat, womöglich ernster war, als ihnen klar ist.

> Wollte er mir, als er auf diese stille Art über seine Liebe zu Mimi sprach, etwas sagen, an das ich mich erinnern soll, wenn er nicht mehr da ist?

Am Morgen, mit dem Gesicht zur offenen Tür und zur Sonne, macht er seine Surya-Namaskar-Streckübungen und denkt dabei an den ursprünglichen Zweck dieser uralten Yogapositionen. Bei den Bewegungen geht es nicht nur um körperliche Übungen, sondern auch um eine Reihe von Verneigungen und Fußfällen vor Surya, der Sonne, die im Rigveda die «Seele der beweglichen und unbeweglichen Wesen» ist.

Nachdem er die Surya Namaskar jahrelang hauptsächlich um der Bewegung willen ausgeführt hat, ist es an diesem Morgen, als habe er sich den Millionen von Menschen angeschlossen, die ihre Tage seit Jahrhunderten mit einer Verneigung vor der Sonne beginnen, um der Macht am Himmel dafür zu danken, daß sie die Quelle all unserer Energie ist. Er hat das Gefühl, in einer Kathedrale zu knien und zu Surya, Gott, Ra, Allah zu beten. Es ist wirklich gut, denkt er, jeden Tag mit den Bewegungen eines niederen Geschöpfs zu beginnen, dessen Leben von Mächten abhängig ist, die viel größer sind als es selbst.

Memorial Day, der Tag, an dem man all derer gedenkt, die im Bürgerkrieg gestorben sind, in den beiden Weltkriegen, in Korea, in Vietnam und an all den anderen Orten, wo Männer und Frauen der Streitkräfte der Vereinigten Staaten in die Schlacht geschickt wurden. Er denkt an sie, während er im Garten Unkraut zupft, da hört er hinter sich ein gewaltiges Brüllen. Die Erde vibriert, als zwei Düsenjäger dicht nebeneinander in einer Art Prozession vorüberschießen – zu Ehren der Soldaten, die in den Kriegen gefallen sind.

> Hunderttausende meist junger Menschen sind in Kriegen gefallen – erschossen, ertrunken, in Stücke zerfetzt oder auf andere Weise zu früh aus dem Leben gerissen. Und jeder einzelne Tod war für Eltern, Geliebte und Freunde so furchtbar wie Margarets Tod für mich.

Nachdem es die ganze Nacht geregnet hat, ist der Teich reingewaschen, und seine Oberfläche glänzt. Im Wasser spiegeln sich leuchtendgelbe Iris, die auf hohen Stengeln am Ufer stehen. Als er sich ihnen am Morgen nähert, registriert er ein Glitzern von glasartigen Flügeln. Eine schlanke Libelle klammert sich an ein Irisblatt und trocknet ihre Flügel in der Sonne. Dicht daneben, auf einem anderen Blatt, sitzt etwas, das aussieht wie eine alte braune Heuschrecke. Als er sie antippt, bewegt sie sich nicht. Sie ist hohl, es ist die leere Haut – der früheren Lebensform der Libelle –, die sich mit toten Beinchen an ein Irisblatt klammert.

Mieke und er sind mehrere hundert Kilometer gefahren, nun sitzen sie Zeitschriften lesend im Wartezimmer einer Klinik, umgeben von vielen anderen, die aus allen Teilen des Landes gekommen sind in der Hoffnung, den Wunderdoktor zu finden, der sie aufschneiden und heilen kann. Seit er von Dr. K. erfahren hat, daß er an der Wirbelsäule operiert werden muß, hat er eine Menge Artikel in medizinischen Zeitschriften und viele Bücher gelesen. Er hat von einem anderen Chirurgen ein zweites Gutachten eingeholt, und nun ist er in eine der besten Kliniken der Welt gekommen, um sich ein drittes geben zu lassen.

Er wird in ein kleines Zimmer geschickt, wo er sich auszieht und nervös auf den Arzt wartet. Mieke sitzt mit Notizbuch und Stift neben ihm. Der Chirurg, ein junger Mann mit langen Fingern und einem selbstbewußten Lächeln, untersucht ihn und sagt, wie zwei andere vor ihm, daß die beschädigten Bandscheiben entfernt werden müssen – und zwar bald. Als er nach den Risiken fragt, die damit verbunden sind, sich den Hals aufschneiden, die Arterien und die Luftröhre beiseite schieben, an seinen Wirbeln meißeln und das, was da vorsteht und in sein Rückenmark eindringt, entfernen zu lassen, sagt der Chirurg: «Unter meinen Händen weniger als ein Prozent. Unberufen, ich habe noch nie ein ernstes Problem gehabt.»

Das ist der dritte Chirurg, der sagt, er müsse operiert

werden, und der ihm eindringlich erklärt, daß er ohne eine Operation sehr gefährdet ist. Doch obwohl der Mann so selbstbewußt ist, fürchtet er sich vor der Operation, und seine Nachforschungen legen nahe, daß der Eingriff nicht immer gelingt. Er verläßt die Klinik, ohne überzeugt worden zu sein.

> Die Chirurgen, die ich kennengelernt habe, sind sicher kompetent, und doch hege ich den Verdacht, daß sie so von sich eingenommen sind, daß sie nur allzugern glauben, die Lösung meines Problems liege in ihrer Hand. Meine unausrottbaren Zweifel haben mir nicht viel Vertrauen in Gott oder die Menschen gelassen.

J U N I

Ein Pirol singt im Ahornbaum, und Butterblumen blühen im Feld, doch selbst im warmen Glanz eines Junitages kann er nicht vergessen, daß es in dieser glitzernden Welt dunkle Räume gibt.

Spätabends, nachdem er zuviel getrunken hat, sitzt er allein im Wohnzimmer und fühlt, wie die Wut in ihm anschwillt. Sein Körper, der größer und größer wird, sprengt die Wände des Hauses und spuckt Blut und Zähne in den Himmel.

Er erinnert sich an das Gleichnis von einem Bootsführer, der im Morgennebel einen Fluß überquert. Der Mann sieht ein Boot auf sich zusteuern und meint, eine Gestalt darin zu erkennen, jemanden, der es steuert. Er flucht und schreit und verlangt zornig, der andere solle Platz machen. Das Boot fährt weiter, direkt auf ihn zu, doch er weigert sich, seinerseits auszuweichen.

Die Pointe der Geschichte ist wohl, daß das entgegenkommende Boot in Wirklichkeit leer war und in der Strömung trieb. Hätte der Bootsmann das wahrgenommen, wäre er nicht wütend geworden, sondern ruhig ausgewichen.

Er erkennt sich selbst in diesem zornigen Bootsführer. Empört über Margarets Tod, ist er nicht bereit, seinen Kurs zu ändern. Er glaubt zwar nicht an einen Gott, der alles lenkt, aber ein Teil von ihm, ein sehr beharrlicher, nimmt den Tod seiner Tochter persönlich.

Die amerikanische Psychotherapeutin Elisabeth Kübler-Ross fand heraus, daß religiöse und nichtreligiöse Menschen sich in ihrer Art, dem Tod zu begegnen, kaum voneinander unterscheiden. Menschen, die ihn mit Gleichmut akzeptieren, seien meist solche, die in ihrem Leben gelitten und schwer gearbeitet hätten, schreibt sie. Andere, die es gewöhnt seien, «ihre Umwelt zu kontrollieren», und vom Leben nicht gedemütigt worden seien, schienen größere Schwierigkeiten zu haben. Mit anderen Worten, schließt er daraus: Wichtiger als zu glauben ist es, die Vorstellung aufzugeben, daß man sein Leben kontrollieren kann. Dieser infantile Tyrann in dir muß lernen, sich dem Unausweichlichen zu beugen.

> Die Stimme in mir, die immer wieder ausruft: «Wie kann das sein?», hat den weinerlichen, empörten Ton eines Kindes, das glaubt, es brauche sich nichts gefallen zu lassen. Das ist vielleicht nicht nur meine persönliche Torheit, sondern hat auch damit zu tun, daß ich in einer Gesellschaft lebe, die viele von uns von Katastrophen abschirmt. Ich bezweifle, daß Menschen in Somalia, in Bangladesch oder in den verwüsteten Vierteln vieler amerikanischer Großstädte annehmen, das Leben würde sonderliche Rücksicht auf sie nehmen. Ich kann mir nicht vorstellen, daß ihr Kummer so durch beharrlichen, zornigen Widerstand vergiftet ist wie der meine.

Arthur liegt nach einem Schlaganfall im Krankenhaus. Er stirbt. Er atmet in wechselndem Rhythmus, eine Zeitlang gleichmäßig, dann immer tiefer und tiefer, bis sein Atmen sich zu einem keuchenden Crescendo steigert und schließlich stillsteht. Alle warten, und nach einem Moment der Stille, die das Ende sein könnte, setzt das Rasseln in seiner Kehle wieder ein.

Die Angehörigen können nicht sehen, was der Schlaganfall in seinem Gehirn angerichtet hat, so daß sein vertrautes Gesicht mit der kräftigen Farbe falsche Hoffnungen wecken und sie dazu verleiten könnte, die Entscheidung, keine lebenserhaltenden Maßnahmen anzuwenden, zu bereuen. Doch sie wissen, daß er nicht wollte, daß man sein Leben durch Medikamente, Pumpen und Schläuche verlängerte. So als sei er sicher, seine Todesart wählen zu können, hat Arthur oft gesagt: «Ich nehme den Expreß, nicht den Bummelzug.»

Während er am Krankenbett wacht, lauscht er den Atemzügen des alten Mannes und denkt an den Traum, den Arthur vor einigen Wochen hatte. Darin pflanzte Arthur mit großer Mühe ein riesiges Zwiebelfeld an. Eines Tages sah er an den hohen grünen Trieben, daß es Zeit zum Ernten war. Er zog einen Trieb aus der Erde, doch es hing keine Zwiebel daran. Er zog einen anderen heraus. Keine Zwiebel. Er zog und zog mit immer der gleichen Enttäuschung, Reihe um Reihe und weiter durch das ganze Feld. Nirgends eine Zwiebel.

Arthur machte sich über psychologische Theorien und Trauminterpretationen lustig, doch er war von diesem Traum fasziniert. Er hat sein Leben lang schwer gearbeitet, doch in letzter Zeit ging sein Geschäft nicht gut, und er lebte von zur Neige gehenden Ersparnissen.

«Du alter Fuchs», sagte er zu dem alten Mann im Bett. «Du hast gesagt: ‹Wenn das Geld weg ist, geh ich auch!›, und genau das machst du jetzt, nicht wahr?»

Am Abend, nach dem Regen, ist die feuchte Luft erfüllt vom Duft des Flieders, der im Dunkeln blüht, außer Reichweite der Verandabeleuchtung. Keine Vögel sind zu sehen oder zu hören, als er zwischen den Kiefern entlang zu Mimis Haus geht. Als er sich dem hölzernen Steg nähert, hört er vor sich ein krachendes Geräusch, und etwas Riesengroßes springt schnell in die Dunkelheit und bricht durch die Zweige. Er bleibt stehen und versucht angestrengt, das Ding zu sehen, das sich vielleicht nach ihm umgedreht hat und ihn anschaut. Doch das Mondlicht ist zu schwach, und er geht weiter.

Als er im Krankenhaus ankommt, um Hank an Arthurs Bett abzulösen, ist es still im Zimmer, und Arthurs Wangen sind grau. Er legt eine Hand auf Arthurs noch nicht erkaltete Stirn und nimmt Abschied von ihm. Da liegt der Körper, still, mit Arthurs Gesicht, doch ohne Arthur.

In diesem schlichten gelben Raum findet sich kein sichtbarer oder hörbarer Beweis dafür, daß ein Mann sich von seinem Leben gelöst hat, kein Zeichen, daß sein Geist in einen Tunnel voller Licht geschwebt ist, und kein Zeichen seines Herzenskummers. Nur das Tageslicht, das schräg durchs Fenster fällt, die Stimmen der Schwestern auf dem Flur und Arthurs Körper, der auf dem Bett liegt.

Jeden Morgen, wenn es hell zu werden beginnt, dringt der Gesang der Vögel durch das offene Schlafzimmerfenster herein. Die meisten klingen für das menschliche Ohr schrill – ihr Revier verteidigend – oder fröhlich, doch er horcht immer auf eine bestimmte Melodie, die in Abständen zwischen den anderen herauszuhören ist; es ist ein seelenvoller, einsamer Gesang.

«Tief im Sumpfdickicht verborgen,
ein scheuer Vogel zwitschert sein Lied.

Einsamer Eremit
ganz mit sich allein, die Siedlungen meidend,
singt die Drossel für sich ein Lied.

Lied aus blutender Kehle,
Todes Abschied: Leben singend
(denn wohl, o Bruder, weiß ich,
wär dir nicht die Gabe zu singen, du stürbest gewiß).»

Walt Whitman, Als jüngst der Flieder blühte vor dem Haus

Er ist in seinem Büro und hört Miekes Weinen aus dem anderen Zimmer, in dem sie arbeitet. Wenn sie weint, fühlt er den Kummer in seiner eigenen Kehle emporsteigen, und er blickt aus dem Fenster, an der Scheune vorbei zum Wald.

Wir sind zusammen und trotzdem allein.

Er sieht sich wieder einmal die Karte an, auf der er seinen Freunden Margarets Tod mitgeteilt hat. Eine traurige dunkle Silhouette vor tiefblauem Himmel, ein Gemälde von Matisse mit dem Titel «Ikarus». Als er die Karte aussuchte, hat er nicht auf den Titel geachtet. Die tragische Pose der Figur, die Arme gesenkt wie gebrochene Flügel, hat ihn angesprochen – und der rote Fleck auf ihrer Brust; darin hat er ein Loch gesehen, das dem Loch in seinem Herzen glich. Jetzt geht ihm auf, daß es keineswegs ein Loch ist (jedenfalls nicht nur ein Loch), sondern die Sonne, der Ikarus auf seinem Flug trotz seines Vaters Warnung zu nahe gekommen war. Die Sonne hat das Wachs, das sein Vater, der geniale Erfinder, benutzt hatte, um die Flügel zu machen, schmelzen lassen. Die Federn sind auseinandergefallen, und der Junge ist ins Meer gestürzt, in den Tod.

«Aber der Vater voll Grams, nicht Vater noch: Ikarus, ruft er;
Ikarus, ruft er, wo bist du? Wo soll ich dich suchen, du trauter
Ikarus? ruft er laut und erblickt in den Wogen die Federn.
Und er verwünscht die eignen Erfindungen; . . .»

Ovid, Metamorphosen

Auch Breughel hat Ikarus' Sturz vom Himmel gemalt. Das Bild sieht auf den ersten Blick aus wie eine gewöhnliche Landschaft, groß im Vordergrund, auf einem Hügel mit Blick auf eine Bucht, sieht man einen Mann am Pflug. Man muß schon genau hinschauen, um zu sehen, daß die Beine des Jungen in den fernen Wellen verschwinden. Der Pflügende hat dem Wasser, in das der Junge gefallen ist, den Rücken zugekehrt, genau wie der Hirte, der nicht weit davon entfernt bei seinen Schafen steht. Selbst das Schiff, keine zwei Wellen von dem untertauchenden Jungen entfernt, segelt fort von ihm, scheinbar ahnunglos.

In einem Gedicht, das von diesem Gemälde inspiriert wurde, preist W. H. Auden Breughels Gespür für menschliches Unglück, «wie es für sich ist und einfach stattfindet, während irgendeiner ißt oder ein Fenster öffnet oder gerade vorbeigeht . . .»

In jener Nacht, als Margaret starb, putzten die Leute sich die Zähne, fuhren Auto, kauften Lottoscheine. Selbst ich, ihr Vater, schlief und tat nichts weiter, als mich vielleicht auf den Rücken zu drehen. Und die Leute nebenan, die Nachbarn des Hauses, in dem die Kerze brannte? Als sie die Sirenen hörten, war es das Unglück eines anderen.

«Breughels Ikarus zum Beispiel: Wie alles sich
Von dem Unheil müßig abwendet; der Pflüger hörte wohl
Den Aufprall, den einsamen Schrei,
Aber für ihn stand nicht viel auf dem Spiel; die Sonne schien,
Wie sie mußte, auf die weißen Beine, die im grünen Wasser
verschwanden;
Und das Prunkschiff, das freilich etwas Erstaunliches sah,
Einen Knaben, der vom Himmel fiel,
Hatte irgendwo anzukommen und nahm ruhig seinen Weg.»

W. H. Auden, Musée des Beaux Arts

Arthur lachte über den Tod und nannte ihn «der große Tritt in den Arsch, den sie für das Ende aufsparen». Er sagte, er wolle, daß sie, wenn es soweit sei, seine Asche in die Toilette kippten. Doch sie ignorieren seine Anordnungen und halten eine Gedächtnisfeier ab, mit Lesung, bei Sonnenuntergang, draußen auf dem Steg, wo er so gern gesessen hat.

Unter anderem lesen sie aus Eliots «Vier Quartetten»:

> «Heimat ist das, wovon man ausgeht. Wenn wir älter werden,
> Wird die Welt immer fremder, das Muster von Totem und
> Lebendem
> Komplizierter. Nicht der gesteigerte Augenblick,
> Und nicht nur das Leben eines Mannes allein,
> Sondern das der ältesten Steine, die keiner mehr entziffert.
> Es gibt eine Zeit für den Abend im Sternenlicht
> Und eine Zeit für den Abend im Lampenlicht
> (Der Abend mit dem Fotoalbum).
> Liebe ist noch am ehesten gedeckt,
> Wenn das Hier und Jetzt einem nichts mehr ausmachen.
> Alte Männer müßten längst Kundschafter sein,
> Hier und dort sind einerlei.
> Wir müssen still sein und dennoch vorangehen
> Hinein in eine andere Inständigkeit
> Zu neuer Vermählung, tieferer Vereinigung
> Durch die dunkle Kälte, die leere Verödung,
> Den Schrei der Wellen, des Winds, der weiten Gewässer
> Von Sturmvogel und Tümmler. In meinem Ende ist mein
> Anfang.»
>
> *T. S. Eliot, East Coker*

Nach der Lesung gehen sie hinunter zum Teich. Jan, Mieke und Cathy paddeln das Kanu hinaus ins tiefe Wasser, und dort läßt Cathy die Asche ihres Vaters in der Mitte eines Kranzes schwimmen. Die Kinder stoßen Spielzeugboote mit angezündeten Kerzen vom Ufer ab. Sie alle schauen schweigend zu, wie die flackernden Lichter hinaus aufs Wasser gleiten, während Arthurs Asche versinkt.

Bienen fliegen zur Arbeit auf die Azaleenblüten, und er legt sein Buch beiseite, um sie zu beobachten. Zu spät sieht er eine Ameise in den herabsinkenden Schatten des Buches rennen. Das Buch zerdrückt sie. Sie war vielleicht auf dem Weg, den anderen Ameisen zu berichten, daß sie Nahrung entdeckt hatte, doch ihre Pläne, ihre Reise, ihr Leben, alles ist vorzeitig beendet worden durch seinen Impuls, mit dem Lesen aufzuhören. Für dieses Tierchen ist er wie eine Naturgewalt, die mit einem Blitz einen Jungen erschlägt, die tödliche Eisglätte auf die Straßen bringt oder eine Kerze so herunterbrennen läßt, daß sie mitten in der Nacht umkippt.

Es tut ihm leid um die Ameise, und zugleich denkt er, die Natur, so schön sie auch sein mag, ist unbarmherzig. Der friedlich-heitere Himmel, der wunderschöne Flieder könnten ihn leicht dazu verführen, die Natur zu romantisieren und fälschlich Schönheit als Güte zu interpretieren. Doch das Universum liebt nicht. Es trauert nicht um eine tote Ameise, so wie es auch ihn nicht vermissen wird. Aber es wird ihn auch nicht absichtlich töten.

> Die Ameise und Margaret und ich und alle Lebewesen scheinen freigelassen worden zu sein, damit wir uns auf eigenes Risiko den täglichen Gefahren aussetzen, während das unverwandte Auge des Universums zusieht, einfach nur zusieht.

Sommersonnenwende. Die Sonne steht hoch am Himmel und wärmt die Erde – über 150 Millionen Kilometer Weltraum hinweg. Die Bäume, die im Winter dürre Knochen waren, sind zum Leben erwacht. Schmetterlinge, Bienen, Ameisen, Käfer und Vögel schwärmen, summen und flattern auf dem Höhepunkt ihrer Lebensenergie. Die Sonne verleiht allen Kraft. Und der heutige Tag bezeichnet den Höhepunkt des Bogens, den die Sonne über dieser nördlichen Hälfte der Erde beschreibt. Ab morgen wird das Tageslicht sich allmählich einer weiteren Jahreszeit von Kälte und Tod zuneigen. Und das ist nicht mehr von so großer Bedeutung wie für unsere Vorfahren, die das Aufgehen der Sonne liebten und ihr Verschwinden fürchteten.

Wenn man heute bei Sonnenaufgang am Altarstein von Stonehenge stünde – jener Stätte, die unsere besorgten Vorfahren errichteten – und entlang der Achse des Steins durch die Öffnung blickte, zwischen anderen Steingebilden hindurch, dann würde das Auge sich auf einen Punkt am östlichen Horizont richten, ein wenig seitlich von der Stelle, an der die Sonne aufgeht. Im Jahre 2000 v. Chr. konnte man von demselben Fleck genau den Punkt sehen, an dem die Sonne aufging, doch weil die Erde in ihrer Rotation schwankt, hat die Achse von Stonehenge sich ein wenig verschoben. In ein paar tausend Jahren wird die Erde sich vielleicht wieder in den Winkel neigen, den sie einnahm, als die Steinblöcke in dieser wohlüberlegten Anordnung aufgestellt wurden.

Mimi hebt ihr Glas und sagt: «Auf Arthur und Margaret.» Lächelnd fügt sie hinzu: «Ich weiß, er hat sie gefunden, und sie lachen zusammen.»

> Ohne zu wissen, ob etwas Wahres daran ist oder nicht, spielen wir mit dieser Vorstellung von Unsterblichkeit, und das tröstet uns ein wenig.

Margarets Geburtstag. Ihre Cousine Kirstie und ihr Mann Tom gehen mit ihnen auf eine Wanderung, damit sie nicht zu sehr über die Bedeutung dieses Tages nachdenken. Er überlegt, ob er jetzt, sechs Monate nach ihrem Tod, seine Gedanken von ihr weglenken sollte. Ist das Tagebuchschreiben zum Beispiel eine Form, an der Trauer festzuhalten?

Seit Margarets Tod hat er sich mit seinen Gedanken und

Gefühlen beschäftigt und sie mit ungewohntem Interesse beobachtet. Die meiste Zeit seines Lebens hat er seine Gefühle ignoriert, besonders die schmerzlichen, und sie für wenig nützlich und in gewisser Weise gefährlich gehalten. Sie waren lästige Fremdlinge, die hin und wieder erschienen, und immer war es, als kämen sie aus einem fremden Land. Brüskiere sie, dachte er, biete ihnen keinen Stuhl an, und sie werden verschwinden.

Jetzt sind ihm Trauer, Qual, Wut, verzweifelte Phantasien vertraut – auf eine seltsame Weise sind sie ihm sogar Freunde. Sie sind ihm willkommen, denn sie verbinden ihn mit Margaret. Wenn die Gefühle ihn verließen, hätte er nur noch seine Erinnerungen.

In Shakespeares «König Johann» sagt eine Mutter, die ihren Sohn verlor:

«Gram füllt die Stelle des entfernten Kindes:
Legt in sein Bett sich, geht mit mir umher,
Nimmt seine allerliebsten Blicke an,
Spricht seine Worte nach, erinnert mich
An seine holden Gaben, füllt
Die leeren Kleider aus mit seiner Bildung –
Drum hab ich Ursach, meinen Gram zu lieben!»

Dieses Bild – wie sie die Kleider ihres toten Sohnes berührt, wie ihr Kummer sie mit seiner Anwesenheit ausfüllt – gefällt mir sehr. Es ist wahr, daß dieses Gefühl mit seinem starken Verlangen und seiner wirbelnden Verwirrung einen für Augenblicke glauben läßt, man besäße wieder, was man verlassen hat.

Er sieht in Ursas warme braune Augen, und weil er weiß, daß irgendwo hinter ihnen, in einem Winkel ihres Hundegehirns, eine Erinnerung an Margaret existiert, liebt er sie nur um so mehr. Ursa würde Margarets Gestalt und Geruch, den Klang ihrer Stimme sofort wiedererkennen. Stiege Margaret aus ihrem Auto und käme zum Haus gerannt, würde Ursa mit dem Schwanz wedeln und vor Entzücken mit dem Hinterteil wackeln. Und Margaret würde rufen: «Ursie! Ursie!», wie immer, wenn sie nach Hause kam.

Was ihn seit Jahren immer wieder zu seinen in unregelmäßigen Abständen verrichteten Meditationsübungen zurückbringt, ist das Gefühl, daß dies eine Methode ist, im Innersten still zu werden, in einem Teil seiner selbst, der jenseits von Denken und Fühlen liegt. Jeden Morgen sucht er diese friedliche Zuflucht jetzt. Einen Ort in seinem Innern, der der eigentliche Ursprung des Atems sein könnte und sich zugleich nach außen zu öffnen scheint, zu allem, was ist.

In den *«Vier Quartetten»* spricht Eliot vom «ruhenden Punkt der kreisenden Welt». Der Dichter bezieht sich auf die Zeit und das Universum, doch es könnte auch der innere Mittelpunkt gemeint sein, der in der Meditation spürbar wird.

> «Am ruhenden Punkt der kreisenden Welt.
> Weder Fleisch noch Nicht-Fleisch;
> Weder hierher noch dorthin, am ruhenden Punkt ist der Tanz,
> doch weder im Verharren noch Bewegung.
> Und nenn es nicht Stillstand,
> Wo Vergangenheit und Zukunft vereint sind,
> Weder Fortgehn noch Hingehn,
> Weder Aufsteigen noch Absteigen.
> Wäre der Punkt nicht, der ruhende Punkt,
> So wäre der Tanz nicht – und es gibt nichts als den Tanz.»
>
> *T. S. Eliot, Burnt Norton*

Dies sind nur Worte, mit Tinte auf Papier festgehalten, doch obwohl sie von einem Mann geschrieben wurden, der inzwischen tot ist, erhellen sie etwas, das auch ich geahnt habe; eine vage Wahrnehmung, von einem anderen Menschen in einer anderen Zeit zum Ausdruck gebracht.

Die Zeit trägt mich fort in ihrem Strom. Dort steht sie am Ufer, ihre Gestalt verblaßt, und doch treibt sie auf der Strömung mit mir. Sie ist ein Windhauch, eine Welle, dort und hier zugleich.

J U L I

Zwei Jahre nach dem Tod ihres Vaters schrieb Emily Dikkinson an einen Freund: «Ich träume jede Nacht von Vater, immer einen anderen Traum, und ich vergesse, was ich bei Tag tue, und frage mich, wo er ist.»

In ihrem Kummer scheint sie ähnlich verrückte Ideen gehabt zu haben wie er in der ersten Zeit.

> «Anfangs scheinen die Toten
> Nicht gar so weit entfernt.
> Ihre Wiederkehr scheint möglich
> So manches inbrünstige Jahr.
>
> Und dann wird, daß wir ihnen folgten,
> Mehr als nur wahrscheinlich,
> So nah ist die Erinnerung
> Jetzt an ihr liebes Bild.»
>
> *Emily Dickinson, Untitled*

Ein Rotkehlchen guckt herunter von einem Zweig, als er die Auffahrt hinuntergeht. Als er näher kommt, fliegt der Vogel auf einen Stein und scheint auf ihn zu warten. Er geht weiter, der Vogel flattert ihm voraus und sieht sich ab und zu nach ihm um, als wollte er sicher sein, daß er ihn auch sieht. «Es ist Margaret!» Er kann sich dieses Gedankens nicht erwehren. Das Rotkehlchen steht für ein paar Sekunden auf einem sonnigen Fleck und starrt ihn mit einem weitgeöffneten Auge an. Anscheinend zufrieden, daß sie den Kontakt hergestellt haben, fliegt es zurück und verschwindet in den dunklen Kiefern.

Es ist nicht das erste Mal, daß er sich etwas in der Art einbildet. Er hatte schon oft das Gefühl, daß sie auf ihn heruntersah oder ihn von einem Stern her grüßte. Gibt es eine Seite an ihm, die das glaubt? Natürlich sagt sein Verstand: «Unsinn!», doch er ist Unsinn gegenüber nachsichtiger geworden als früher.

Nach dem Tod seines kleinen Sohnes schrieb Thomas Huxley, Naturwissenschaftler des neunzehnten Jahrhunderts, an einen Geistlichen, der ihn mit Gedanken an die Unsterblichkeit zu trösten versucht hatte. Huxley schreibt, er glaube nicht an die Unsterblichkeit, doch sei er der Ansicht, wir sollten nichts ablehnen, nur weil wir es nicht ver stehen oder weil es zu unglaublich ist, um wahr zu sein.

> «Kein Mann, der sich täglich und stündlich mit der Natur beschäftigt, kann sich mit von vornherein bestehenden Problemen aufhalten. Liefern Sie mir einen Beweis, der mir zu rechtfertigen scheint, daß man etwas anderes glauben sollte, und ich werde es glauben. Warum sollte ich nicht? Es ist nicht halb so wunderbar wie die Erhaltung der Energie oder die Unzerstörbarkeit von Materie. Wer so eindeutig zu würdigen weiß, was das Fallen eines Steins alles impliziert, kann keine Schwierigkeiten mit einer Lehre haben, nur weil sie wundersam ist.»
>
> *Thomas Huxley, Brief an Charles Kingsley*

Weiterhin schreibt Huxley, sein Geist sei zwar offen für das Wunderbare, doch werde er nicht an die Unsterblichkeit glauben, nur weil die Idee ihm zusage. Als Wissenschaftler sei er zu mißtrauisch, als daß er sich Ansichten zu eigen machen wolle, die seine vorgefaßten Meinungen bestätigten. «Meine Aufgabe ist es», sagt er, «meine Wünsche zu lehren, sich den Tatsachen anzupassen und nicht zu versuchen, die Tatsachen mit meinen Wünschen in Übereinstimmung zu bringen.»

> Ich frage mich, ob ich Huxleys Vorgehensweise weiterführen könnte, indem ich einen Waffenstillstand schließe zwischen dem Herzen mit seinen Hoffnungen und Wünschen und dem Verstand mit seinem Beharren auf dem, was er Tatsachen nennt. Warum sollte ich dem Herzen nicht erlauben, mit seinen Hoffnungen zu singen und zu spielen, während der Verstand tolerant und nachdenklich zusieht?

Er redet mit seinem Freund George über seine immer wiederkehrende düstere Stimmung, und George sagt: «Du hast doch nicht die Hoffnung verloren?» Die Frage verwirrt ihn. Für einen Moment denkt er, George meint die Hoffnung, daß sie wiederkommt. «Nein», sagt er, als ihm klar wird, daß George eine vernünftigere Hoffnung meint. «Ich habe die Hoffnung nicht verloren.» Doch auf was hofft er, wenn nicht auf ihre Wiederkehr?

Im Wohnzimmer seiner Mutter ist das auffallendste Gemälde eine impressionistische Landschaft in sanftem Lavendelblau, Grün und Gelb. Eine niedrige Mauer steht im Vordergrund, dahinter Fliederbüsche, hinter diesen grüne Felder und in der Ferne ein Berg. Als sie beim Tee sitzen, erzählt sie, wenn sie allein sei, betrachte sie das Bild und stelle sich vor, darin spazierenzugehen. Als erstes ruft sie alle Hunde zusammen, die die Familie je besessen hat. Sie hält inne und sagt: «Ich weiß, es ist albern.» Er erwidert: «Nein, bitte, erzähl es mir.»

Sie sagt, sein Vater – der vor neun Jahren gestorben ist – erscheint, und sie folgen den Hunden durch die Öffnung in der Mauer, gehen zwischen den Fliederbüschen hindurch und auf das erste Feld, wo Margaret auf sie wartet. Margaret begrüßt jeden einzelnen Hund mit einer Umarmung und führt sie hinauf zu dem höher gelegenen, weiter entfernten Feld. Sie geht den Berghang hinauf, und auf dem Gipfel bleibt sie stehen und breitet die Arme aus. Dann geht sie weiter. Sie folgen ihr, einer nach dem anderen, und dann verschwinden sie.

«Du meinst, Margaret winkt dir zu, bevor sie weitergeht?» fragt er.

«Nein, ihre Arme sind ausgebreitet, um uns willkommen zu heißen, und wir folgen ihr», sagt seine Mutter.

Er hat gerade eine Kassette gehört, auf der Eliot die *«Vier Quartette»* liest, und diese Zeilen fallen ihm jetzt ein:

> «Wir sterben mit den Sterbenden:
> Sieh, sie scheiden, und wir gehen mit ihnen.
> Wir werden mit den Toten geboren:
> Sieh, sie kehren wieder und führen uns mit.»
>
> *T. S. Eliot, Little Gidding*

Er ist wie üblich um vier Uhr morgens aufgestanden und liest einen Zeitungsartikel über einen Mann in Chile, der die Leiche seines Sohnes sucht. Seit siebzehn Jahren sucht er sie, seit man ihm mitgeteilt hat, daß sein Sohn zu den Studenten gehörte, die während des Militärputsches gegen Salvador Allende hingerichtet worden sind. Jetzt ist in der Wüste nahe am Meer ein Massengrab freigelegt worden, und der Mann kam in der Hoffnung, seinen Sohn zu finden. Einundzwanzig Leichen liegen in dem Grab, doch sein Sohn ist nicht dabei.

Ein Foto zeigt den alten Mann in Anzug, Krawatte

und Hut, wie er in der Wüste auf und ab geht und ruft: «Michelito, wo bist du? Ich suche dich und kann dich nicht finden!»

Seine Mutter hat ihm erzählt, daß sie oft mit seinem Vater spricht. Sie frage ihn und er berate sie, sagt sie. Er fragt sich, wie wirklich diese Gespräche für sie sind, und beschließt, es selbst auszuprobieren.

Margaret?

Ja, hi, Dad.

Bist du es wirklich ... Ich habe geträumt.

Ich weiß.

Wie geht es dir, Liebes?

Nicht besonders, aber für dich ist es schlimmer.

Ich denke immer an dich.

Ich weiß, und umgekehrt.

Du wirst wohl nicht wiederkommen.

Ich weiß es nicht.

Ich liebe dich, Margaret. Das weißt du doch, oder? Es bekümmert mich, daß wir einander gegen Ende nicht mehr so nahe waren wie früher, als du noch klein warst.

Das ist okay.

Leidest du ... oder bist du enttäuscht ... was kann ich tun?

Es ist in Ordnung. Ich bin jetzt hier, und du bist dort.

Das gefällt mir aber nicht. Ich möchte dich hier bei mir haben.

Dad.

Ja, ich weiß.

Du kannst mit mir sprechen.

Ja, aber es ist ein seltsames Gefühl. Ich weiß nicht, wie ich mir dich vorstellen soll. Ich sehe nur ein vages Nichts, nicht dich. Es ist, als wärst du über und hinter mir.

(Keine Antwort)

Ich sterbe jedesmal, wenn ich mir dich in diesem Zim-

mer vorstelle. Deine letzten Minuten müssen doch schrecklich gewesen sein, die Dunkelheit, das Erstikken. Es ist nicht zu ertragen.
Ich habe keinen Körper mehr.
Wir haben deinen Körper verbrannt. Sie meinten, ich würde dein Gesicht lieber nicht sehen wollen.
Das macht nichts. Du hast mich geliebt.
Ja, und ich liebe dich immer noch. (Er weint.)
Jetzt weine ich auch, Dad. Es tut mir weh, dich so zu sehen.
Ich wünschte, ich wüßte, wo du bist.
Ich bin einfach hier.
Wo ist hier?
Bei dir.
Bleibst du bei mir?
Ja, keine Angst, ich bleibe.

Die Ochsenfrösche rufen nicht mehr in der Nacht, und er geht hinunter zum Teich, um nachzusehen, was mit ihnen ist. Da sind sie noch, hocken still im Gras und gucken auf das Wasser. Haben sie sich alle gepaart? Er hat gelesen, daß männliche Frösche über ihre Jungen wachen, daß sie ihre eigenen Kaulquappen von den anderen unterscheiden können und sie beschützen, bis sie groß genug sind, um sich allein zu verteidigen. «Wartest du darauf, daß deine Kinder zur Welt kommen?» fragt er einen grünen Kerl, der im Schlamm hockt. Der Ochsenfrosch wartet bis zum letzten Moment, dann springt er, gerade bevor der Finger seinen Rücken berühren kann, davon.

Während ich mit ihr sprach, geriet ich in einen traumartigen Zustand, in dem sie mir sehr nahe zu sein schien. Ich sprach und horchte auf ihre Antwort, mein Ohr eingestimmt auf die Frequenzen des Geistes und der Erinnerung. Ich empfand überwältigende Liebe für sie;

es war, als säße sie neben mir und hielte meine Hand und sähe mich mit unverbrannten Augen an.

Sein Verstand, gepeinigt von Fragen nach dem Tod, sehnt sich danach, auch über das Leben mehr zu wissen. Was genau hat Margaret im Augenblick ihres Sterbens verloren? Welche Flamme ist in ihr erloschen, während sie noch in ihm glüht?

Wir haben viel über die Welt gelernt, aber wir wissen immer noch nicht, was genau Leben ist und wie es begann. Die Biologen sagen, es habe vor etwa drei Milliarden Jahren mit einem Blitz begonnen, der aus einer Atmosphäre von Wasserstoff, Methan, Ammonium und Wasserdampf Aminosäuren synthetisierte. Es gibt noch andere Theorien, doch keine von ihnen ist endgültig. Wir sind dem Verstehen dieses Geheimnisses nicht näher gekommen als die alten Skandinavier, die glaubten, der erste Mensch sei geschaffen worden, als eine Kuh einen gefrorenen Felsblock so lange leckte, bis er zum Leben erwachte.

Auch über den Tod wissen wir nicht viel mehr. Während seines Erste-Hilfe-Kurses wurde erklärt, daß der «klinische» Tod eintritt, wenn Herz und Atmung stillstehen: Wenn man den Atem des Unfallopfers nicht auf der Wange spüren kann, nicht sieht, daß seine Brust sich hebt und senkt, und keinen Puls findet, dann ist der Mensch klinisch tot. Doch der endgültige «biologische» Tod tritt erst nach weiteren fünf Minuten ein. Etwas im Innern des Körpers kann ins Leben zurückgelockt werden, wenn man schnell handelt.

Menschen, die vom Rande des Todes zurückgeholt wurden, sagen, das Bewußtsein habe nach dem Herzstillstand weitergelebt. Geräusche werden gehört, verstanden, erinnert. Die Augen sind geschlossen, der Atem steht still, doch das Gehirn hat noch Bewußtsein. Die Stimme einer Krankenschwester, die ruft: «Schnell die Gesichtsmaske!», wird gehört und verstanden, und später, wenn das Blut wieder zu zirkulieren beginnt, kann die Erinnerung daran zurückgerufen werden.

In einigen Fällen bleibt der Lebensfunke über die Fünf-Minuten-Grenze hinaus erhalten. Es gibt Berichte von Menschen, die in Leichenhallen wieder zum Leben erwacht, von Soldaten, die in Leichensäcken zu sich gekommen sind. Kinder sind nach einer halben Stunde und mehr unter Wasser vom Grund gefrorener Seen heraufgeholt worden – und lebten. Die Kälte scheint den Prozeß des Sterbens zu verlangsamen. Gehirn- und Körperzellen bewahren die Lebensessenz, und wenn Wärme und Sauerstoff die Blutzirkulation wieder in Gang bringen, fängt der Organismus wieder an zu arbeiten. Im Erste-Hilfe-Kurs lehrte man sie, mit den Wiederbelebungsmaßnahmen fortzufahren, wenn die Körpertemperatur niedrig war. Ein Mensch ist erst tot, wenn er «warm und tot» ist.

Er liest, daß Biologen, die eine Zelle unter dem Mikroskop beobachten, sagen, es sei schwer festzustellen, wann der Tod eingetreten ist. Das fasziniert ihn, denn er betrachtet die Zelle als den Ort, an dem das Leben sich vor dem Tod verbergen kann. Normalerweise ist eine Zelle damit beschäftigt, Substanzen zu absorbieren, abzusondern und innerhalb ihrer Membrane umherzubewegen. Diese Bewegungen sind für den Beobachter die elementarsten Lebenszeichen. Jahrelang haben Biologen angenommen, die Zelle könne als abgestorben gelten, wenn keine dieser Aktivitäten mehr stattfinde. Jetzt haben sie herausgefunden, daß einige Zellen, die in diesem Sinne tot scheinen, sich unter den richtigen Bedingungen wiederbeleben können. Virenzellen zum Beispiel zeigen über lange Perioden kein Anzeichen von Leben, wenn sie aber in das Innere anderer Zellen verpflanzt werden, reagieren sie, indem sie sich reproduzieren. Pilz- und bakterielle Zellen scheinen ebenfalls auf wundersame Weise aufzuleben. Sie sind in einer bestimmten Umgebung tot und werden in einer anderen – günstigeren – wieder lebendig.

> Ich lese das mit besonderem Interesse, als wollte ich Margaret folgen, entdecken, wo sie sich verbirgt, indem ich sie in den winzigsten Winkeln des Lebens, im nahezu Unsichtbaren suche. Doch die Geheimnisse von Leben und Tod bleiben mir verschlossen.

An einem sonnigen Nachmittag unternehmen sie eine Wanderung; die Jungen rennen den Erwachsenen voraus, lärmen, zerbrechen Zweige, werfen mit Steinen. Für sie ist der Wald ein Vergnügungspark. Als sie sie dabei erwischen, wie sie Steine in ein Loch unter einem Baum stopfen, erklärt Mieke ihnen, daß dort ein Tier wohnt. «Ich stecke diesen Stock hinein und töte es!» sagt Travis, doch er würde sich hüten, das unter ihren Augen zu tun.

Der Pfad windet sich zwischen großen Felsnasen steil aufwärts, ein perfektes Versteck für Kinder, um Erwachsene aus dem Hinterhalt zu überfallen, wobei sie Geräusche wie von Laserschwertern machen. Doch die Erwachsenen wehren sich und schwingen mit Gebrüll dürre Äste über ihren Köpfen.

Als sie an einem Aussichtsplatz ihr Mittagessen verzehren, sieht er, wie Alex eine Ameise zerquetscht. Er fragt den Jungen, warum er das getan hat. Alex zuckt die Achseln.

«Stell dir doch mal ihr Leben vor», sagt er und sucht nach den richtigen Worten. «Ihre Brüder und Schwestern sind vielleicht da drüben unter dem Laub und schlafen, und sie ist herausgekommen, um sich etwas zu essen zu suchen. Jetzt ist alles vorbei.»

Es ist nicht genau das, was er hatte sagen wollen, doch Nick versteht ihn; er bringt in seiner geschlossenen Hand einen Hirschkäfer an und setzt ihn ins Gras. Der Käfer fällt auf den Rücken, die Beinchen zappeln in der Luft. Die Kinder lachen und schubsen einander, um näher an ihn heranzukommen. Nick nimmt einen Stock, um dem Käfer zu helfen, sich aufzurichten. Schließlich steht der Käfer wieder auf den Beinen und wackelt mit seinen langen gegliederten Fühlern. Travis bemerkt seine zangengleichen Kiefer und sagt, den dürfe man ruhig töten, weil er Menschen beiße. Er erklärt Travis, daß Käfer sich von verfaultem Holz ernähren und diese Zangen brauchen – nicht um Menschen anzugreifen, sondern zum Kauen. Travis insistiert: «Aber man darf sie totmachen, sie haben keine Gefühle.»

Was antwortet man einem Jungen, dessen Körper kräftig wird und der von seinen Hormonen gedrängt wird zu herrschen, sogar zu töten? Seine Entgegnung klingt etwas lahm: «Wir wissen nicht sicher, ob sie Gefühle haben oder nicht. Warum mußt du ihn also töten, wenn er dir nichts tut?»

Als sie nach dem Essen weitergehen, denkt er über eine bessere Antwort nach. Er hätte sagen können, daß diese Käfer faules Holz zerkleinern und damit neuen Pflanzen Nahrung geben. Und er hätte sagen sollen: «Hast du gewußt, daß, wenn alle Käfer und andere Insekten sterben würden, auch das meiste Leben auf der Erde sterben würde? Wenn aber du und ich und alle anderen Menschen sterben würden, dann würde das Leben weitergehen, als sei nichts passiert.»

Das hätte Travis zu denken gegeben, doch der Augenblick ist verstrichen, und die Jungen sind schon wieder johlend vorausgelaufen.

Mieke steht um sechs Uhr auf und malt bis um zehn, dann wendet sie sich praktischeren Arbeiten zu. Ihre Bilder bringen ihren Schmerz zum Ausdruck. Eines stellt einen kleinen Vogel dar, der verzweifelt versucht, aus Flammen emporzufliegen. Mieke nennt es «Der Unfall». Jetzt malt sie ein erbarmungsloses Selbstporträt, mit zur Seite gewandtem Kopf, so als sei sie im Begriff, das Zimmer zu verlassen. Sie blickt mit einem weitgeöffneten, angsterfüllten Auge zurück. Sie fragt ihn, ob sie wirklich so grämlich aussieht. Ja, sagt er, aber sie könne auch fröhlich aussehen.

> Wir versuchen, mit dem Schmerz zu leben, Mieke, indem sie malt, und ich durch das Schreiben – so zerren wir den Kummer ans Licht, um ihm, wenn wir ihn schon nicht loswerden, zumindest eine mehr oder weniger verständliche Form zu geben.

Er kann weder einen Blues singen noch ein trauriges Cellostück spielen, aber er kann in den Wald gehen und stöhnen. Niemand soll es hören, deshalb entfernt er sich vom Haus, geht weit den Hügel hinauf, zwischen die Bäume. Er beginnt mit tiefem Atemholen und langem seufzendem Ausatmen. Nach und nach nehmen die Seufzer einen Klang an, der aus jedem Winkel seines Körpers gespeist zu werden scheint. Es ist, als ob er den Kummer aus den Füßen, den Därmen, dem Blut herauszieht, ihn in der Brust sammelt und dann zu einem Ton formt, den er durch die Kehle ausstößt. Die Töne können erschreckend sein, selbst für ihn. Solche Laute würde er von sich geben, wenn Pfeile in seinem Rücken steckten. Doch nach einer Weile faszinieren ihn diese Töne; es ist, als sei sein Körper ein Instrument, dem er ein wortloses Lied entlockt.

Einerseits sehnt er sich danach, mal wieder eine Nacht durchzuschlafen, andererseits entschädigt ihn die Erschöpfung mit einer gesteigerten Wahrnehmungsfähigkeit. Er sitzt draußen in der Morgensonne, eine Tasse Tee in der zitternden Hand. Er fühlt sich schwach und hilflos. In diesem Zustand erscheint ihm der schöne Andromedastrauch neben ihm als etwas Vollkommenes, ein anmutiges Lebewesen, das seine Blätter ausbreitet. Die Pflanzen, ihr Wachstum scheinen von einer ruhigen Selbstverständlichkeit und wekken ein Gefühl in ihm, fast so etwas wie Liebe, einfach weil sie den Morgen, das Licht hier auf diesem Fleck Erde mit ihm teilen.

Ich versuche mir vorzustellen, wie es wäre, in einer Großstadt zu trauern; nicht zwischen Pflanzen sitzen oder unter Bäumen spazierengehen zu können, nicht sehen zu können, wie die Brise den Teich kräuselt. Wie übersteht eine Frau in einem Ghetto die Monate nach dem Tod ihres Babys? Wie kann der Mann, dessen Frau verhungert an einem dürren Wegrand in Somalia liegt, nicht verrückt werden? Werden künftige Generationen ihren Kummer auf einer verdorrten Erde oder in trostlosen Städten ertragen müssen? Was bedeutet das für die Entwicklung des Menschenherzens?

Wenn er liest, ist ihm oft, als sei der Schriftsteller ein Freund, der zu ihm persönlich spricht, selbst wenn der Autor seit langem tot ist. William Stafford etwa schrieb nach dem Tod seines Sohnes Bret:

«Wenn ich laufe, wovor laufe ich davon?
Du drehtest dich einmal um, wolltest mir etwas sagen,
doch dann erhaschtest du einen Schatten auf meinem Gesicht
und dachtest vielleicht, warum sagen, was weh tut?
Du ertrugst es, mein Junge, so tapfer bisher.
All die Tage vergehen, und die Sonne
zieht vorbei wie immer. Dort ist ein kaum sichtbarer
gewundener Pfad, den ich manchmal finde, abseits,
durch Gras und Salbei. Ich bleibe stehen
und lausche: nur wieder ein Sommer – weißt du noch?»

William Stafford, Ein Denkmal: Sohn Bret

Man sagt, wir Menschen seien die einzigen Tiere auf Erden, die mit Intelligenz ausgestattet sind, was uns zur Herrschaft über die dümmeren Tiere berechtige. Diese Intelligenz befähigt uns, die kunstvollsten Nester zu bauen und uns ohne Anstrengung mit großer Geschwindigkeit fortzubewegen, doch sie hat ihre Nachteile. Unserer Intelligenz verdanken wir, daß wir vielleicht die einzigen Lebewesen auf Erden sind, die wissen, daß unsere Freunde, Eltern, Söhne und Töchter und wir selbst eines Tages sterben werden.

Bei den Irokesen gibt es eine Legende, die vom tragischen Verlust der seligen Unwissenheit der Menschen handelt. Die Geschichte beginnt vor langer Zeit in der Region über der Erde, wo menschenähnliche Wesen in langen, der Sonne zugewandten Hütten wohnten. Sie lebten in einem Zustand der Zufriedenheit, nie weinten sie, und nie sahen sie jemanden sterben. In einer der Hütten lebten ein Bruder und eine Schwester getrennt voneinander, und es war ihnen verboten, ihre Zimmer, die an den entgegengesetzten Seiten der Hütte lagen, zu verlassen. Doch jeden Tag, nachdem die anderen weggegangen waren, durchquerte die Schwester die Hütte, um ihren Bruder zu besuchen und sein Haar zu kämmen. Eines Tages wurde offensichtlich, daß das Mädchen schwanger war. Niemand konnte sich vorstellen, wer der Vater war. Als ihr Bauch dicker wurde, begann ihr Bruder zu kränkeln; er lag im Bett und sagte zu seiner Mutter, er werde sterben. Sie wußte nicht, was er damit meinte. Niemand in ihrem Land war je gestorben. Doch der Sohn sagte, sein Atem werde stillstehen, sein Körper sich nie mehr bewegen. Er sagte, wenn dies geschehe, werde sie weinen. Auch das verstand sie nicht, denn sie hatte noch nie Tränen gesehen. Sie sah, wie der Atem ihres Sohnes stillstand, und als sie seine Augen zudrückte, stellte sie fest, daß sie weinte, genau wie die anderen, die dabei waren. Und so heißt es in der Legende, werden wir alle weinen, wenn jemand, den wir lieben, uns verläßt.

Diese Legende hat Ähnlichkeit mit Mythen aus aller Welt, Geschichten über die ersten Menschen, die das göttliche Gesetz verletzen und Wissen erwerben. Die Strafe, die direkt aus dem Wissen zu resultieren scheint, ist die Vertreibung aus dem Paradies. Von da an müssen die Menschen außerhalb des paradiesischen Gartens leben, in einer Welt, in der Veränderung, Verfall, Zeit und Tod sie erwarten.

Wie diese Mythen andeuten, ist das Problematische am menschlichen Wissen, daß es die Wahrnehmung von Unterschieden mit sich bringt. Ein Vogel wird als verschieden von einem Baum erkannt, heute ist nicht das gleiche wie damals, und das Ich ist getrennt vom übrigen Universum. «Sieh nur die Einheit in allen Dingen; es ist die Sekunde, die dich auf Abwege führt», sagt der Sufi-Dichter Kabir. In der Dualität geht der Zustand des Einsseins, der im Paradies erlebt wird, verloren, und die Menschen, die von dort verstoßen worden sind, leben in einer separaten, leidvollen Welt.

> Ich stelle mir den menschlichen Geist vor, wie er vor Jahrtausenden war und diese Geschichten ersann, und gewinne den Eindruck, daß die Menschen damals ebenso bekümmert waren, wie ich es bin.

Am Abend eines heißen, schwülen Tages liegen Mieke und er nach dem Essen in der Auffahrt auf dem Rücken; die Luft hat sich abgekühlt, doch die Sonnenhitze, die der Asphalt aufgesogen hat, dringt in ihre Haut. Über ihnen steht der staubige Bogen der Milchstraße am Himmel, der gigantische Wirbel von Materie im All. Ihr nichtssagender Name verbirgt das, was Astronomen durch ihre Infrarotteleskope kürzlich entdeckt haben – einen heftigen Sturm im Mittelpunkt unserer Galaxis, einen kollabierenden Strudel von Gasen und astralem Abfall, der in ein schwarzes Loch stürzt. Doch in dieser Sommernacht sehen Mieke und er nur einen stillen Sprühregen von Lichtern in der tiefen Dunkelheit.

Eine Krankheit tötet Bienen in ganz New England, und er ist glücklich, eine zu finden, die voller Energie in einer Kürbisblüte herumkrabbelt. Sie scheint gesund zu sein und noch imstande, die erstaunlichen Bienenleistungen zu vollbringen, über die er kürzlich gelesen hat. Lewis Thomas beschreibt in *«The Lives of a Cell»*, wie Biologen, die die Navigation der Bienen studierten, versuchten, Bienen so abzurichten, daß sie von ihrem Bienenhaus zu einem weit entfernten Ort flogen. Weil sie die Bienen für dumm hielten, stellten sie zunächst einen Teller mit Zukker in kurzer Entfernung von dem Bienenstock auf. Nachdem die Bienen ihn gefunden hatten, stellten die Biologen den Zucker zweimal so weit vom Bienenstock auf, dann verdoppelten sie die Entfernung nochmals und fuhren so fort, den Zucker weiter und weiter vom Bienenstock zu entfernen. Eines Tages jedoch stellten sie fest, daß die Bienen an der nächsten Stelle bereits auf sie warteten. Das hat sich in mehreren Versuchen wiederholt, und niemand weiß diesen Vorgang zu deuten. Die Biologen sagen, das heiße nicht, daß Bienen intelligent seien oder menschliche Gedanken lesen könnten, es bedeute lediglich, daß weitere Untersuchungen angestellt werden müßten.

Die Bienenzüchter im vorigen Jahrhundert hatten große Hochachtung vor Bienen. Sie hielten es zum Beispiel für nötig, den Bienen mitzuteilen, daß ihr Besitzer gestorben war. Sie glaubten, wenn man das unterließe, wären die Bienen beleidigt und könnten fortfliegen und sterben.

Vorzugsweise überbrachte man ihnen die Nachricht in Versform:

«Honigbienen, Honigbienen, hört, was ich sag!
Euer Herr John starb am gestrigen Tag.
Seine Frau aber bittet euch, bleibt doch da.
Und sammelt Honig noch manch einen Tag.
Honigbienen, Honigbienen, hört, was ich sag!»

In einigen Gegenden Englands war es Brauch, die Bienenstöcke mit schwarzem Krepp zu schmücken und einen Teller mit Essen von der Begräbnismahlzeit vor den Bienenstock zu stellen.

> Ich habe kaum an meine Liebe zu dir gedacht. Sie war einfach da, so wie mein Herz unbemerkt in der Dunkelheit meines Körpers schlägt. Ich habe dich nicht in mir getragen wie eine Mutter, und doch warst du immer in mir und hast mich in dir getragen. Meine Liebe folgte dir, mein Kind: Lächelnd, besorgt, drängend sah sie, wie du von mir fortliefst und zurückkehrtest in meine Arme, wie ein Echo einem Ruf folgt.

Nach der Arbeit schleppt er Steine den steilen Hang hinauf zum Rand der Auffahrt, wo er eine Mauer errichten will. Diese ist eigentlich nicht nötig, doch er möchte sich betätigen, und es reizt ihn, Steine zu schleppen und ein schlichtes Bauwerk Stück für Stück zu errichten.

> «Magische Kraft,
> Herrliche Arbeit!
> Holz hacken,
> Wasser tragen . . .»
> *Zen-Sprichwort*

Als Ergebnis der Bemühungen dieses Nachmittags liegen acht verschieden geformte große Steine auf dem Boden und warten darauf, aufgeschichtet zu werden. Morgen acht oder neun weitere – und übermorgen und so weiter; langsam, Stein für Stein, wird er eine Mauer bauen.

John ruft alle paar Wochen aus Pittsburgh an, um zu hören, wie es ihm geht, und jedesmal fragt er sich, woher John weiß, daß er immer noch Ermutigung braucht. Er findet es erstaunlich, wieviel Verständnis manche seiner Freunde für seinen lang anhaltenden Kummer zeigen. Sie könnten doch erwarten, daß er sich inzwischen gefaßt hat. Neulich hat er sich bei Alan und Suzin dafür entschuldigt, daß er bei ihrem gemeinsamen Abendessen wieder einmal zu dem Thema Tod abgeschweift ist. Doch Suzin sagte, er dürfe mindestens ein Jahr lang darüber sprechen.

Wie Wölfe und andere Tiere, die in Rudeln leben, haben wir das Bedürfnis, mit Geschöpfen unserer Art zu laufen und zusammenzuhocken, besonders wenn wir verletzt sind. Der Schmerz ist unser, doch die Gegenwart anderer tröstet uns. Er hat das im April gespürt, als Irene und Vin trotz des Regens kamen und ihm halfen, rund um den Baum, den sie zu Margarets Gedächtnis gepflanzt hatten, ein Beet anzulegen. Und als George, Jerry, Linda, Bill und andere, die weit weg wohnen, mitten in der Woche ihre Arbeit unterbrachen, um an dem Gedächtnisgottesdienst für Margaret teilzunehmen. Sie haben verstanden, was es bedeutet, in solch schwerer Stunde zusammenzukommen. Sie wußten – wie er heute weiß –, daß das Gift des Schmerzes durch Anteilnahme gemildert wird.

Beim Schwimmen im Teich spürt er einen Fisch dicht neben sich. Er denkt an Arthur, dessen Asche sich in diesem Wasser befindet. Er stellt sich vor, wie Arthur lacht: «Du hast also gedacht, ich wäre ein Fisch, heh? Ha, ha!»

Es gibt ein altes Sprichwort, das etwa so lautet: «Wenn die Toten wirklich tot sind, warum laufen sie dann immer noch in meinem Herzen herum?»

AUGUST

Er steht vor Margarets Hängebirke und fragt sich, was er empfinden würde, wenn ihr Körper hier begraben läge. Er denkt, er würde sich vorstellen, wie sie unter seinen Füßen in einem Sarg liegt, und sich ihr nahe fühlen. Dieses Gefühl würde er haben, obwohl er weiß, daß nicht ihr Körper sie ausgemacht hat; selbst als sie noch lebte, und jetzt am allerwenigsten.

Bei griechisch-orthodoxen Begräbnissen sprengt der Priester Wein und Erde auf die Leiche und sagt: «Die Erde, die dich nährte, wird nun dich verzehren.» Der Sarg wird zugedeckt und in die Erde versenkt. Doch ihr Körper ist nicht in dieser Erde, er wurde verbrannt. Ihre Arme, ihre Beine, ihr Haar, ihre Augen sind von der Hitze und den Flammen auf ihre Grundelemente reduziert worden und durch den Schornstein des Krematoriums als Dampf und Rauch aufgestiegen. Die Luft, die du einatmetest, atmet jetzt dich, denkt er.

Dr. R., ein Neurologe, untersucht ihn und meint, er habe vielleicht multiple Sklerose. Das könnte sein hinkendes Bein, seine zitternden Hände und die abnormalen Reflexe erklären, Symptome, die die Chirurgen den beschädigten Bandscheiben zugeschrieben hatten. Der Arzt sagt, wenn Tests bestätigten, daß er MS habe, brauche er die Operation, die andere empfohlen haben, vielleicht nicht.

Seit Wochen ist es heiß und trocken, und der Fluß ist, abgesehen von einem tiefen Kanal zwischen den Felsen, seicht. Ich sitze in der Sonne und sehe den Fluß vorüberziehen. Der Fluß ist eine uralte Metapher für die Zeit, für den Strom der Minuten, Tage, Jahre, das Vergehen eines Lebens. Fasziniert vom Fließen des Wassers frage ich mich zum ersten Mal in meinem Leben: Was ist der Unterschied zwischen heute und damals?

Als die Menschen begannen, die Gegenwart als verschieden von der Vergangenheit zu sehen, haben sie sich wohl in ihrem geradlinigen Denken das Vorüberziehen von Ereignissen und Jahreszeiten damit erklärt, daß sie aus der Zukunft kommen und an uns vorüber in die Vergangenheit fließen. Das ist eine praktische Betrachtungsweise, gut geeignet zum Planen. Doch die meisten Religionen der Welt legen nahe, daß die Vorstellung von Zeit eine Illusion ist. Vergangenheit, Gegenwart und Zukunft sind eins, heißt es. Der Hindugott Shiva wird oft in einem anmutigen Tanz dargestellt, als Schöpfer und Zerstörer des Universums zugleich. Mit ausgestreckten Armen hält er in einer Hand eine Trommel, die den gleichmäßigen Schlag der Sekunden, Minuten, Tage und Jahre symbolisiert, während eine andere Hand eine Kerze trägt, deren Flamme diese Vorstellung, diese Illusion der Zeit, verbrennt. Ein Totenschädel und ein Neumond in Shivas Haar stehen für Tod und Geburt – das Alte und das Neue, Vergangenheit und Zukunft, alles ist gegenwärtig in Shivas Tanz des ewigen Jetzt.

Er hat sich das Foto einer Shiva-Statue an die Wand gehängt in der Hoffnung, wenn er sie jeden Tag anschaut, etwas von der Bedeutung von Shivas Tanz in sich aufnehmen zu können.

> Wie ereignislos das Leben scheinen kann! Was hast du heute getan, Tom? Ich habe vor dem Frühstück meditiert, ein paar Stunden an dem Mitteilungsblatt gearbeitet, bin (gefolgt von den Hunden) die Auffahrt hinuntergegangen, um die Post zu holen, hab auf dem Rückweg nach dem Salat geschaut und ein paar Schnekken von den Brokkolipflanzen gepflückt, bin zurück in mein Büro gegangen, habe wieder ein bißchen gearbeitet und so weiter ... ein Tag wie viele andere, ein Tag, an dem anscheinend nicht viel geschehen ist.

In einem Traum sucht er scheue Geschöpfe, die weit entfernt vom Lärm der Menschen auf einer Wiese leben. Er findet sie auf einem grasbewachsenen Höhenzug unter einem Baum. Sie sehen aus wie Waldmurmeltiere oder auf den Hinterbeinen stehende Präriehunde. Er schleicht sich hinter einen Baum, um sie nicht zu erschrecken. Plötzlich ist er ihnen nahe und hat das Gefühl, ihr Freund zu sein. Er geht zwischen den pelzigen Geschöpfen umher und bemerkt, daß einige von ihnen ganz menschlich aussehen. Sie fragen ihn nach seinem Namen. Er sagt: «Tom Pain.» Sie fragen: «Warum Pain, Schmerz?» Er sagt: «Weil ich in menschlicher Gesellschaft lebe.» Er denkt etwas genauer nach, dann sagt er: «Nein, weil es so weh tut, wenn man jemanden liebt, der stirbt.»

Der Tod seiner Tochter hat seinen Widerstand gegen sentimentale Musik gebrochen. Beim Frühstück in einem vollbesetzten Restaurant weint er, als er inmitten der vielen Stimmen ringsum den Text eines Songs hört: «I don't want to lose you, I don't want to lose you, I don't want to lose you ... forever.»

Erinnerung ist ein aufgewühltes Meer, in dem Licht und

Dunkel durcheinanderwirbeln und aufscheinen, aufsteigen und versinken. Da war der schreckliche Nachmittag, an dem er Nancy sagte, daß er sich scheiden lassen wolle. Er ging hinauf in Margarets Zimmer, um es auch ihr zu sagen. Sie war elf Jahre alt. Als er in ihr Zimmer trat, saß sie an ihrem kleinen Schreibtisch und machte Hausaufgaben. Er erklärte, er könne nicht mehr mit ihrer Mutter zusammenleben und werde in ein paar Tagen ausziehen. Sie versuchte, ihn nicht zu beachten und weiterzuschreiben, doch sie konnte die Tränen nicht zurückhalten. «Meine Kleine, ich liebe dich – das weißt du doch, oder? Ich werde dich immer lieben und immer bei dir sein.» Doch wie konnte er sie trösten, wo er selbst das Gefühl hatte, daß die Welt zusammenbrach?

Er blättert in einem Fotoalbum und stößt auf ein Bild von Margaret, auf dem sie mit gekreuzten Beinen in ihrem Zimmer im College auf dem Boden sitzt. Sie schaut ihn an mit einem halben Lächeln, das sagt: «Okay, Dad, mach dein Bild, und dann laß uns essen gehen.»

Er muß auf ihrem Bett gesessen oder daneben gestanden haben. Das Georgia-O'Keefe-Blumenposter hängt links an der Wand, und im Vordergrund sieht man die offene Tür ihres Wandschranks. Das Zimmer ist vom Blitzlicht erhellt, und durch das Fenster in Margarets Rücken sieht man draußen die Sonne auf gelbes Laub scheinen. Mit Entsetzen stellt er fest, daß Margaret genau an dem Fleck sitzt, an dem die Feuerwehrmänner ihre Leiche gefunden haben. Neben ihr steht der Schreibtischstuhl, über den sie, wie sie sagten, im Dunkeln gefallen ist.

Als er Steine bergauf zur Mauer schleppt, hat er wieder einen Schwächeanfall. Die Steine rollen den Abhang hinunter, und er sackt auf die Kiefernnadeln. Wie Cäsar, verraten von seinem alten Freund, seinem Körper, liegt er hilflos da und fragt sich, ob dies ein Herzanfall ist oder multiple Sklerose – schnelle Auslöschung oder langsamer Verfall.

Er sitzt mit seinem Freund Dick bei Apfelkuchen und Kaffee im Restaurant, fragt Dick, wie es ihm geht, und Dick antwortet: «Gutes und Barmherzigkeit werden mir folgen mein Leben lang.» Dick gehört der Episkopalkirche an, die Bemerkung soll also kein Witz sein. «Du glaubst das wirklich, nicht wahr?» fragt er. Dick sagt: «Ja, das tue ich.» – «Wo sind denn bei Margarets Tod das Gute und die Barmherzigkeit?» fragt er, und Dick erwidert: «Wer bin ich, daß ich mehr vom Universum verlange, als es geben kann?»

Er kommt sich dumm vor, und ihm geht auf, daß er die Richtigkeit und die Realität von Margarets Tod immer noch in Frage stellt, daß er *tatsächlich* mehr verlangt, als das Universum geben kann. Buddha hat gesagt, menschliches Leiden werde durch *tanha* verursacht, was «selbstsüchtige Begierde» oder «blindes Verlangen» bedeutet. Wie er es versteht, bezieht sich dies auf das unterbewußte menschliche Verlangen danach, daß das Unbeständige beständig sein soll, daß das Universum sein soll, was es nicht ist. Seit Margarets Tod hat ein Teil von ihm, der sich der Vernunft entzieht, immer wieder gebettelt, ja sogar verlangt, daß die Dinge nicht sein sollen, wie sie sind.

In seinem Ausspruch «Leben ist Leiden» gebrauchte Buddha das Pali-Wort *dukkha*, das ursprünglich für die defekte Achse eines Wagens oder Streitwagens steht. Der Fehler an der menschlichen Achse ist die Unfähigkeit, die Realität zu akzeptieren. Daher rührt der falsche Glaube, wir und die Dinge, an denen wir hängen, seien etwas Dauerhaftes – in Wirklichkeit verändert sich alles und stirbt, selbst die Dinge, die wir am leidenschaftlichsten festzuhalten wünschen.

Ich weiß das, wie jeder Dummkopf es weiß, und doch kann ich es nicht ganz und gar akzeptieren, wie Dick es offensichtlich kann. Ich versuche zu verstehen, warum das so ist, und komme zu dem Schluß, daß es offensichtlich mein Ego ist, das sich weigert, sich dem zu stellen, was andere Seiten meiner selbst ganz deutlich sehen. Wer sonst als das Ego benimmt sich wie ein kindischer Tyrann, der so verliebt ist in die Kontrolle, daß er nicht sehen kann, daß er sie bereits verloren hat? Könnte es einen deutlicheren Beweis meiner Hilflosigkeit geben als die Tatsache, daß ich meine Tochter nicht vorm Sterben zu bewahren vermochte? Was braucht dieser Dummkopf noch, um sich überzeugen zu lassen?

Vom Rasenmäher aufgestört schwärmen die Wespen aus einem Loch im Gras, so wie damals, als Margaret noch ein kleines Mädchen war, das barfuß im Garten spielte. Sie schrie: «Daddy, Daddy!», und er hob sie hoch und lief zur anderen Seite des Hauses. Sie wurden beide gestochen.

Ein ruhiger Sommerabend. Am südlichen Himmel steht ein leuchtender Stern. Hinter ihm, über den dunklen Bäumen, ein aufgehender, fast voller Mond. Leuchtkäfer glimmen geräuschlos in der Wiese am Fuß des Hügels und über ihm in den Bäumen, Hunderte winziger Funken, die glühen und dann im Dunkeln verschwinden.

Schönheit und Schrecken sind beide da. Doch in diesem Moment überwiegt die Schönheit; sie spricht leise zu seinem Herzen, flüstert ihm mit ihren Harmonien ein, daß dennoch nicht alles verloren ist.

Sie unternehmen mit Travis, Nick und Alex einen Campingausflug zum Lake Waramaug. Nachdem sie die Zelte aufgebaut haben, gehen sie zum Strand, wo die Jungen gleich baden, einander untertauchen und den kanadischen Gänsen hinterherschwimmen. Bevor es dunkel wird, erklettern sie alle den großen Felsen hinter dem Campingplatz und wandern hinauf in den Wald, um Brennholz zu sammeln. Nach dem Abendessen sitzen sie am Lagerfeuer. Was wollen die Kinder jetzt? Eine Schauergeschichte.

Die wirkliche Horrorgeschichte von Margarets Tod kann er ihnen nicht erzählen, aber er erfindet eine über Kinder, die eine Nacht allein in einem Haus verbringen, in dem am Ende des Flurs ein «verbotenes Zimmer» liegt. Es funktioniert. Alex, der Jüngste, klettert auf Miekes Schoß und hält sich die Ohren zu, als es zum Höhepunkt kommt und das schreckliche Ding (das die Kinder in der Geschichte selbst freigelassen haben) vor dem Bett des kleinen Jungen steht.

Er und Mieke haben die Kinder so oft wie möglich mit in den Wald genommen in der Hoffnung, daß sie eine Liebe zur Natur entwickeln. Macht er diese Absicht jetzt zunichte, indem er ihnen Schauergeschichten erzählt? Die Kinder haben ohnehin Angst vor dem dunklen Wald und den Tieren, die, wie sie sich einbilden, nach ihrem Blut hungern. («Waschbären beißen, stimmt's, Tante Mieke?») Aber vielleicht befreit eine Schauergeschichte sie von ihrer Angst. Solange sie der Erzählung lauschen, haben sie Herzklopfen, doch wenn sie vorüber ist, sitzen sie sicher und geborgen bei Tante und Onkel am Feuer. Sie sind dem Schrecklichen begegnet und haben es überlebt.

Das erste Mal seit Margarets Tod macht er wieder einen Ambulanzdienst und wird zu einem Mädchen gerufen, das einen Selbstmordversuch unternommen hat. Seine Hände am Steuerrad zittern, während der Rettungswagen zu ihrem Haus rast. Glücklicherweise ist die Menge der Pillen, die sie geschluckt hat, nicht tödlich. Als sie gefragt wird, warum sie sie genommen hat, sagt sie, sie habe sich gelangweilt und gewollt, daß etwas passiert. Das hat sie erreicht. Zwei Polizeiautos sind da, der Rettungswagen, Blaulicht, und die Nachbarn stehen auf der Straße und sehen zu, wie sie hinausgefahren wird. Er blickt in die erweiterten Pupillen ihrer unverschämten Augen und muß den Kopf wegdrehen. Selbst wenn sie bereit wäre, ihm zuzuhören – er hat jetzt keine Zeit, ihr von Margaret zu erzählen.

Während er den Rettungswagen fährt, stellt er fest, daß er Dinge, die ihm noch vor wenigen Monaten selbstverständlich waren, vergessen hat. Er kann sich nicht mehr an die Codes erinnern, die er benutzen muß, wenn er über Funk mit dem Dispatcher spricht, und er fährt zu langsam, weil er hinter jeder Kurve einen Unfall fürchtet.

Eines Nachts, etwa eine Woche nach ihrem Tod, hatte sein Drang, irgendwie mit ihr in Berührung zu kommen, seine besseren Instinkte besiegt, und er hatte eins von Margarets Tagebüchern aufgeschlagen. Nachdem er über eine sexuelle Erfahrung gelesen hatte, von der sie gewünscht hätte, daß sie geheim blieb, klappte er das Tagebuch zu, beschämt, weil er in ihre Privatsphäre eingedrungen war.

Er erinnert sich, wie er eines Tages ins Wohnzimmer kam, wo sie auf der Couch saß und schrieb. Sie drehte sich mit einem ängstlichen Blick nach ihm um, klappte schnell ihr Tagebuch zu und sagte: «Hi, Dad!» Jetzt, da sie tot ist, können ihre Geheimnisse sie nicht mehr in Verlegenheit bringen. Doch wenn sie in ihm und den Menschen, die sich an sie erinnern, weiterleben soll, muß er ihr die Privatsphäre lassen, die er ihr zugestehen würde, wenn sie noch lebte.

«Der Schmetterling zählt nicht Monate, sondern Augenblicke und hat Zeit genug.»

Rabindranath Tagore, Fireflies

Kinder können sich nicht vorstellen, daß sie einmal alt sein werden. Selbst in mittleren Jahren betrachten wir den Tod als etwas Vages und Fernes, über das wir uns noch keine Sorgen zu machen brauchen. Wir sind sicher, daß wir Zeit haben, noch vieles zu tun – Pläne in die Tat umzusetzen, Träume zu verwirklichen, unser Leben zu ändern. Wir messen unser Leben in Minuten, Tagen und Jahren, doch diese Zeiteinheiten sind dem menschlichen Gefühl für das, was lange währt, und das, was kurz ist, angepaßt.

Stephen Jay Gould weist darauf hin, daß Uhrzeit und Kalenderdaten nicht die einzigen Möglichkeiten sind, ein Leben zu messen, und vielleicht nicht einmal die genauesten. Biologen glauben, man könne anhand der Anzahl der Atemzüge oder Herzschläge besser vorhersagen, wie lange ein Säugetier leben wird.

In der Regel holen Säugetiere im Laufe ihres Lebens etwa 200 Millionen mal Luft, und ihr Herz schlägt viermal so oft. Kleinere Tiere atmen schneller und leben – nach Tagen, Monaten und Jahren gemessen – kürzer als größere. Die Maus wird höchstens ein oder zwei Jahre alt, doch ihr Herz schlägt genausooft wie das anderer, viel größerer und länger lebender Säugetiere.

Wie in so vielen Dingen bilden die Menschen auch hier eine Ausnahme. Nach der Herzschlagsuhr leben wir durchschnittlich dreimal länger, als wir sollten. Doch selbst das ist nur ein Augenblick, gemessen an der geologischen Zeit. Wenn wir uns das bisherige Leben der Erde als einen einzigen Vierundzwanzigstundentag denken, dann hat der Mensch als Spezies erst eine Minute vor Mitternacht begonnen zu existieren. Und trotzdem hat ein neunzigjähriger Mensch, der sich an den Geruch von Pferdemist auf den Straßen einer Stadt erinnern kann, den Eindruck, daß er seit Ewigkeiten lebt.

Im Jahre 1844 meinte ein Anhänger der Evolutionslehre namens Robert Chambers, das menschliche Zeitgefühl könne dazu verleiten, das Universum falsch zu beurteilen. Er meinte, wir sollten uns vorstellen, was eine Eintagsfliege – die in ihrer erwachsenen Form nur einen Tag lebt – über eine Kaulquappe aussagen würde. Die Eintagsfliege, die über dem Teich umherschwirrt, würde die Kaulquappe am Morgen sehen und vielleicht noch einmal am Nachmittag. Wenn der Abend käme und ihr eigenes Leben zu Ende ginge, würde die Eintagsfliege in dem Glauben sterben, daß die Kaulquappe eben eine Kaulquappe sei und weiter nichts.

Es wäre unvorstellbar für sie, daß die Kiemen der Kaulquappe eines Tages abfallen, daß sich in ihrem Körper Lungen bilden, daß ihre Beine und Füße wachsen und sie an Land kriecht und als Frosch umherhüpft.

Ein Brief von Dr. K. enthält die eindeutige Diagnose von multipler Sklerose, basierend auf der Analyse seiner Rükkenmarksflüssigkeit, der Magnetresonanzbilder seines Gehirns und anderen Tests, die alle in dem Brief aufgeführt werden. Seltsamerweise beunruhigt ihn das nicht. Vielleicht, weil die Untersuchungsergebnisse so abstrakt wirken und weil er sich nicht krank fühlt. Außerdem wird er auf angenehme Weise durch Hausgäste abgelenkt, deren Kinder sich im Teich vergnügen. Wie dem auch sei, er weiß, daß man gegen diese Krankheit, die der medizinischen Forschung bis heute ein Rätsel ist, nicht viel tun kann.

Als er barfuß im Garten arbeitet, tritt er in einen Ameisenhaufen neben dem Salatbeet. Eine Ameise sticht ihn in den Knöchel, andere eilen mit wedelnden Fühlern herbei. Er hat gelesen, daß Ameisen mittels in der Luft befindlicher Chemikalien – der Pheromone – kommunizieren und indem sie einander auf eine bestimmte Art streicheln. «Paß auf, da kommt der Feind!» – «Ich bin hungrig, bitte gib mir etwas zu essen.» Sie reagieren so sensibel auf Schwingungen in der Erde, daß eine Ameise, die in ein Loch gefallen ist, mit ihren Beinen ein Notsignal trommeln kann, das ihre Gefährten zu ihrer Rettung herbeiruft. Jetzt könnten mehrere Tiere in der Erde unter seinem Fuß um Hilfe rufen. Er tritt zurück, und obwohl er weiß, daß sie dem Garten nicht guttun, läßt er sie bleiben.

Jedes Jahr erleiden acht Millionen Menschen in den Vereinigten Staaten den Verlust eines Familienmitglieds. Acht Millionen Menschen, deren Vater oder Mutter, Ehefrau oder Ehemann, Schwester oder Bruder, Sohn oder Tochter stirbt, in einigen Fällen nach langer Krankheit, in anderen ohne jede Vorwarnung. Psychologen sagen, daß der Tod eines geliebten Menschen eine der schwersten Belastungen im Leben ist und daß ein solcher Verlust das Risiko geistiger oder körperlicher Krankheit vergrößern kann. Jedes Jahr beraubt der Tod etwa 800 000 Menschen in den Vereinigten Staaten ihrer Ehegefährten. Auch sterben jedes Jahr etwa 400 000 Kinder unter fünfundzwanzig Jahren.

> Das sind mehr als tausend Kinder pro Tag allein in den Vereinigten Staaten. Wie viele sterben in diesem Augenblick? Könnten wir unser Elend sichtbar machen, würde die Sonne zerspringen und der blaue Himmel würde sich schwarz färben.

Das feuchte Holz des Stuhls kühlt seine bloßen Beine, als er im Dunkeln am Teichufer sitzt und auf die Morgendämmerung wartet. Er ist so müde, daß er das Gefühl hat, sein Atem würde stillstehen, wenn er sich nicht zu jedem Atemzug zwingen würde.

Das sanfte Licht der Dämmerung löst die Dunkelheit nach und nach auf. Die Oberfläche des Teiches, die Kiefern entlang des Ufers und der große Ahornbaum auf der anderen Seite werden immer deutlicher sichtbar. Nebel steigt vom Wasser auf und verschwindet in der sich erwärmenden Luft. Eine Stunde später ist die Sonne aufgegangen. Eine Libelle mit einem Leib von unmöglichem Blau setzt sich auf seinen Handrücken. Ihre Flügel glitzern im Licht. Ein schockierender Gedanke kommt ihm: *Ist es wirklich eine solche Tragödie, daß ich weiter in dieser glitzernden Welt lebe und atme, eigentlich doch nur ein paar Augenblicke länger als sie?*

Die Libelle hebt ab und fliegt zum Wasser.

Es heißt, wir trauern viele Male in unserem Leben, trauern um nahezu jeden Verlust, selbst die kleinen – um ein zerbrochenes Spielzeug, einen abwesenden Freund, eine verpaßte Gelegenheit.

Beunruhigende Gedanken steigen in ihm auf: Als er Miekes Nachthemd aufhängt, bildet er sich ein, er tue das, nachdem sie gerade gestorben ist. Als er mit seinem Freund Hubie frühstückt, bemerkt er einen Blutfleck in Hubies Auge und stellt sich den Freund vor, wie er im Sarg liegt.

Manchmal fühlt er sich als das Opfer solcher Gedanken, doch er weiß, daß er so wenig das Opfer seiner Gedanken ist wie das Opfer der Wolken, die den Himmel verdunkeln. Gedanken sind zerebrale Ereignisse, den äußeren nicht unähnlich: Das Bellen eines Hundes, der Flug eines Kardinals. Er kann wählen, ob er sie beachten, in ihnen schwelgen oder sie vorüberziehen lassen will. Er kann die Gedanken zwar nicht kontrollieren, aber er kann einen gewissen Abstand von ihnen gewinnen, indem er sie beobachtet, wie er äußere Vorgänge beobachtet. Und wenn er das tut, wenn er der «Zeuge» ist, kann er sich von ihnen trennen. «Sieh mal», sagt der Zeuge, «wieder ein Gedanke über den Tod. Er kommt auf, und jetzt, sieh nur, entschwindet er wieder.»

Walt Whitman beschrieb das so:

«Abseits vom täglichen Hinundhergezerr steht,
    was ich eigentlich bin,
steht belustigt, voller Wohlgefallen da, teilnehmend,
    müßig, mit sich selbst im Einklang,
schaut hinab, steht aufrecht oder stützt den Arm
    auf einen unsichtbaren festen Halt,
schaut gewandten Hauptes seitwärts, begierig,
    was nun kommt, ist
Teilnehmer und Zuschauer im Spiel, beobachtet
    und ist voller Verwunderung.
Rückwärts schauend seh ich die eigenen Tage,
    da ich mich durch Nebel hindurchschwitzte
    mit Sprachgelehrten und Zungengewaltigen.
Ich spotte und streite nicht mehr, bin Zeuge und warte.

Walt Whitman, Gesang von mir selbst

Im Boot des alten Mannes treiben sie auf dem Bantam Lake und beobachten einen langbeinigen Reiher, der mehr Fische fängt als sie. Kronid, sein Nachbar, sagt, Angeln sei für ihn immer wie ein Beruhigungsmittel gewesen. «Jedesmal, wenn ich dachte, wenn ich heute zur Arbeit gehe, werde ich jemandem eine runterhauen, habe ich mich krank gemeldet und bin angeln gegangen, bis ich mich wieder in der Gewalt hatte.» Kronid hat seit Monaten versucht, ihn zum Angeln zu überreden, und jetzt versteht er, daß das ein Versuch war, ihm zu helfen. Sie treiben dahin und reden, befestigen Köder am Angelhaken, werfen aus, warten.

Er fragt Kronid, einen Schiffskapitän im Ruhestand, ob er weiß, wie Magellan gestorben ist. Kronid kann sich nicht recht erinnern. Er erzählt Kronid, wie überrascht er war, als er las, daß Magellan die Erde gar nicht wirklich umsegelt hatte.

Nur ein paar Jahre nachdem Kolumbus seine Seereisen nach Amerika unternommen hatte, gab Magellan seiner jungen Frau und seinem Kind einen Abschiedskuß, sagte seinem Astrologen (der sich weigerte mitzukommen, weil er glaubte, die Reise würde in einer Katastrophe enden) Lebewohl und verließ Spanien. Er überquerte den Atlantik, segelte zur Küste von Südamerika und erforschte jede einzelne Bucht dessen, was er für einen schmalen Landstreifen hielt. Er mußte den Winter mit knappem Proviant überstehen, und er mußte eine Meuterei niederschlagen, doch mit eiserner Entschlossenheit fand er schließlich die Meerenge an der Spitze von Südamerika, durch die Schiffe in den Pazifik gelangten. Magellan weinte vor Freude und nannte das Kap am Westende der Meerenge Cape Deseado («Das Ersehnte»). Einer der Mitreisenden schrieb: «Wir hatten es seit langem ersehnt.»

Als sie versuchten, diesen unerwartet riesigen Ozean zu überqueren, ging ihnen der Proviant aus. Sie kochten und aßen ihre Segel, und viele Männer verhungerten, während das Schiff ruhig in dem leuchtendblauen Wasser lag. Ein Jahr nachdem sie Spanien verlassen und den Strand der winzigen Insel Mactan erreicht hatten, wurden Magellan und seine Crew von Eingeborenen mit Speeren und vergifteten Pfeilen angegriffen. Magellan wich nicht von der Stelle, während seine Männer zurück zu ihren Booten liefen. Obwohl er viele Male getroffen und verwundet wurde, drehte er sich immer wieder um, um zu sehen, ob sie sich in Sicherheit gebracht hatten. Schließlich besiegten ihn die Pfeile und Speere, und er fiel vornüber in den Sand.

Magellans Tapferkeit, sein Leiden und sein heroischer Tod inspirieren und betrüben mich. Doch in diese Traurigkeit mischt sich eine seltsame Süße.

Ein italienischer Journalist, der die Reise überlebte und Magellan fallen sah, schrieb: «So töteten sie unseren Spiegel, unser Licht, unseren Trost und wahren Führer.»

Das Wort «Spiegel», so seltsam es in diesem Zusammenhang auch klingt, läßt ein Ego vermuten, das sich am Heldentum anderer erbaut. Mein eigenes schamloses Ego, das glaubt, von kosmischer Wichtigkeit zu sein, möchte keinen Unterschied zwischen sich und Magellan sehen. Es ist sicher, daß das Universum erzitterte, als Magellan fiel und als Margaret starb – und daß es auch bei meinem Tod erzittern wird.

Wenn ihn am Ende des Tages noch Gedanken an unerledigte geschäftliche Dinge verfolgen, beruhigt ihn die Arbeit an der Mauer. Manchmal, wenn er versucht, sich zu beeilen, und vor Anbruch der Dunkelheit dreißig Steine bergauf schleppt statt der gewöhnlichen zwanzig, hält er inne, fragt sich: «Wozu soll ich mich abhetzen?» und kehrt zu dem einzigen Arbeitstempo zurück, das er durchhalten kann.

Sein Wunsch, etwas zu leisten – je schneller, desto besser –, muß sich dem Gewicht, der Zeit und den Grenzen seiner physischen Ausdauer unterordnen.

Jeden Nachmittag schleppt er ein paar Steine den inzwischen ausgetretenen Pfad hinauf und legt sie am unfertigen Ende der Mauer ab. Wenn er einen Haufen beisammen hat, legt er die größeren Steine auf die Erde und fügt die passenden Formen zusammen, wobei er dem Grundprinzip der Stabilität folgt: eins auf zwei, zwei auf eins. Mit Formen zu arbeiten ist keine rationale Aktivität der linken Gehirnhälfte. Er muß sich die Steine anschauen, die am Boden liegen, sich ihre Gestalt in einem wenig benutzten Teil seines Gehirns einprägen, dann den einen, der zu passen scheint, auswählen und an die richtige Stelle setzen. Oft entscheidet er sich für den falschen Stein, dann muß er den Brocken wegwerfen oder beiseite legen und sich einen suchen, der besser paßt. Er hat sich dazu erzogen – oder die Mauer hat ihn dazu erzogen –, sich nicht über Verzögerungen zu ärgern und weiter nach der geeigneten Form zu suchen oder aber, wenn er die nicht findet, die Steine wieder auseinanderzunehmen und neu aufzubauen.

> Ich liebe diese Arbeit, weil sie mir nicht nur Bewegung verschafft, sondern auch mein Bedürfnis befriedigt, wenn alles mir zerbrochen ist, etwas zusammenzusetzen, etwas zu gestalten – und wenn es ein so unnötiges Gebilde ist wie diese Mauer. Dieses Zusammensetzen ist ein rein symbolischer Akt, und doch blendet es etwas in mir, das unbedingt geblendet sein will.

Je mehr er über multiple Sklerose liest, desto stärker gewinnt er den Eindruck, daß sie eine Art geheimnisvolles Roulette ist. Sein Immunsystem, reguliert von Zellen, die normalerweise wissen, was sie tun, wird durcheinandergebracht und greift die Myelin-Hülle seiner Nerven an, die es anscheinend irrtümlich für einen eindringenden Feind hält.

Seine Nerven werden praktisch von einem «friendly fire», von den eigenen Truppen getötet. Trifft der Angriff einen Sehnerv, erblindet er, trifft er Nerven der Blase, wird er inkontinent, trifft er Nerven an den Beinmuskeln, wird er nicht mehr gehen können. Es ist unmöglich vorherzusagen, wo oder wann es ihn trifft, und es sind keine präventiven Mittel bekannt.

Doch selbst diese Krankheit betrachtet er nicht als so verschieden von den Katastrophen, die mit mehr oder weniger Wahrscheinlichkeit jedem Menschen widerfahren. Wir alle beginnen den Tag in einer Welt voller Gefahren, zwischen denen wir uns auf gut Glück hindurchschlängeln. Die Chance, verletzt oder getötet zu werden, vergrößert sich, wenn wir in ein Auto steigen, und verringert sich, wenn wir aussteigen; sie vergrößert sich, wenn wir Fußball spielen, und verringert sich, wenn wir statt dessen dem Spiel nur zuschauen. Die Chancen, daß er getroffen wird, haben sich vermehrt, genau wie bei jenen Menschen, die als Feuerwehrmänner arbeiten oder in Kalkutta Kranke pflegen. Wir ignorieren alle Gefahren außer den unmittelbar drohenden und glauben an unser Glück, unseren persönlichen Zauber oder den Schutzengel, der uns bewacht.

Im *Mahabharata* fragt der Kranich: «Welches ist von allen Wundern der Welt das wunderbarste?» Und Yudhishthira antwortet: «Daß der Mensch, obwohl er alle anderen um sich her sterben sieht, nie glaubt, daß er selbst sterben wird.»

Auf einer Tour durch den amerikanischen Südwesten bekam Carl Jung von einem Pueblo-Häuptling zu hören, weiße Männer flößten ihm Angst ein, weil ihre Gesichter verkniffen und scharf seien und weil sie ruhelos seien und immer hinter etwas herjagten. «Wir wissen nicht, was sie wollen. Wir verstehen sie nicht. Wir halten sie für verrückt.»

«Warum?» fragte Jung.

«Weil sie mit ihren Köpfen denken.»

«Natürlich», sagte Jung. «Womit denkt ihr denn?»

«Wir denken hier», sagte der Häuptling und deutete auf sein Herz.

Ich, ein weißer Mann, der immer mit dem Kopf gedacht hat, fürchte mich auf einmal vor meinem eigenen Verstand. Seine Ruhelosigkeit macht mir Kummer. Er streift umher – wie Trapper und Goldgräber, und ich weiß nicht wirklich, was er will. Ich fürchte, es war ein Fehler, daß ich meinem Verstand erlaubt habe, einen so großen Teil meines Lebens zu beherrschen.

Obwohl ich als Kind zur Sonntagsschule ging, im Kirchenchor sang und sogar eine Zeitlang von Billy Grahams Bekehrungs-Christentum betört war, ist ein Skeptiker aus mir geworden. Als Heranwachsender erprobte ich meinen Intellekt und verschmähte den Glauben an Wunder und das, was ich für törichte Glaubenssprünge hielt. Ich redete mir ein, daß ich zu intelligent für so etwas sei, doch hinter den Kulissen waren die Emotionen und das Ego am Werk. Mir erschien die Vernunft viel mächtiger und sicherer. Sie vermittelte mir den Eindruck, ich säße auf dem Fahrersitz und steuerte mein Leben.

Und heute, nachdem ich der Kraft meines Verstandes jahrzehntelang vertraut habe, fühle ich mich verraten. In der schlimmsten Krise meines Lebens hat mein Verstand sich als nutzlos erwiesen. Schlimmer noch. Er peinigt mich mit seinen vergeblichen Bemühungen, alles zu begreifen, Gründe für das Unergründbare zu finden, zu verstehen. Aufgrund seiner paar geringfügigen Leistungen stolziert mein Intellekt umher wie ein Boxer, der ein paar Kämpfe gewonnen hat und seine Grenzen nicht kennt. Heute sieht es aus, als tauge dieser Teil meiner selbst allenfalls dazu, zu lernen, wie man undichte Wasserhähne repariert.

Tagore sagte: «Der Verstand, der nichts als Verstand ist, ist wie ein Messer, das nur aus der Klinge besteht, es macht die Hand blutig.» Das Herz ist vielleicht gelegentlich weich, doch ist es, wie der Pueblo-Häuptling in seinem Gespräch mit Jung andeutete, freundlicher, nicht nur zu anderen, sondern auch zu dem, dem es gehört.

Gestern hat ein Tornado in Illinois eine zweihundert Meter lange Bahn durch Häuser und Kornfelder geschnitten und dabei achtundzwanzig Menschen getötet. Der Nationale Wetterdienst hatte versagt und ihn erst registriert, als es für Warnungen zu spät war. Mehrere Menschen sind von dem Sturm regelrecht aufgesaugt, in den Himmel gehoben und dann in die Felder geworfen worden. Sie alle starben.

Ich bilde mir ein, die Schreie im Wind zu hören, und frage mich: Ist ein kleines Mädchen von dem dunklen Wirbel aus seinem Planschbecken gerissen worden? Ist ein Mann aus seinem Haus gerissen worden, als er versuchte, die Hintertür zu schließen? Hat er für einen letzten Moment das Kind in seinen Armen gehalten, während der schreckliche Wind in ihren Ohren brüllte?

S E P T E M B E R

Am Ende des Tages muß er sich aus dem Büro schleppen, um an der Mauer zu arbeiten. Er weiß, daß er die Bewegung braucht, doch er ist müde; er kann immer noch nicht durchschlafen, und er war in den letzten Tagen ziemlich niedergeschlagen.

> Bin ich, wie andere Überlebende von Katastrophen, nicht nur von Trauer verstört, sondern fühle ich mich auch schuldig, weil ich weiterlebe? Habe ich das Gefühl, diese Qual zu verdienen?

Die Schriftstellerin Judith Viorst meint, das komme häufig vor. Sie schreibt:

> «Nach allem, was ich gelesen und erlebt habe, zu urteilen, scheint es, daß Eltern – darunter Frauen und Männer, die sich zu Recht geliebt fühlen und ein ansonsten ausgefülltes Leben führen – möglicherweise nie aufhören, um ihr verlorenes Kind zu trauern. Das Festhalten am Kummer kann wie Treue gegenüber den Toten erscheinen, wohingegen ein Ende der Trauer als Verrat empfunden werden kann. ‹Ich bin stolz auf mich›, sagt Vera, deren Toch-

ter June vor sieben Jahren mit neunundzwanzig starb, ‹wenn ich ihren Namen sagen kann, ohne daß meine Stimme bebt›. Aber schnell fügt sie hinzu: ‹Ich bin außer mir vor Entsetzen, wenn ich ihn *ohne* ein Beben in der Stimme aussprechen kann.›»

Judith Viorst, Mut zur Trennung. Necessary Losses

Was mich entsetzt, ist der Verdacht, daß auch ich, wie die gleichgültige Welt, eines Tages so weiterleben könnte, als sei nichts geschehen.

Tief betrübt geht er im Schatten der hohen Kiefern spazieren, dann setzt er sich eine Weile hin, um sich auszuruhen, und fühlt eine Spur von Wärme auf seiner Wange. In seinem geschwächten Zustand hat er den Eindruck, dieser Sonnenstrahl stehle sich durch einen Spalt zwischen den dunklen immergrünen Bäumen, um ihn zu trösten.

Er geht ins Haus zurück und sucht nach einem Ausspruch über die Heilkraft der Natur, den er vor Jahren gelesen hat. Nachdem er in mehreren Büchern gesucht hat, stößt er zufällig auf diese Zeilen von Black Elk, einem heiligen Mann der Oglala Sioux:

«Wir müssen begreifen, daß alle Dinge die Werke des Großen Geistes sind. Wir müssen wissen, daß Er in allen Dingen ist – in den Bäumen, den Gräsern, den Flüssen, den Bergen, in allen vierbeinigen Tieren und den geflügelten Völkern. Und noch wichtiger, wir sollten verstehen, daß Er auch über all diesen Dingen und Völkern ist ... Wir betrachten alle geschaffenen Wesen als heilig und wichtig, denn jedes Ding hat ein *wochangi*, einen Einfluß, der von uns aufgenommen werden kann und durch den wir ein wenig mehr Erkenntnis erlangen können, wenn wir aufmerksam sind.»

«Wenn wir aufmerksam sind.» Diese Worte haben die Überzeugungskraft einer Botschaft, die Black Elk direkt an mich gerichtet hat. In meiner Trauer habe ich mich in mein Inneres verkrochen, doch das warme Licht auf meiner Wange hat mich daran erinnert, daß ich lebendig und noch auf der Welt bin, wo ich, wie Black Elk sagt, das *wochangi* empfangen kann, wenn ich aufmerksam bin – wenn ich die Bäume wahrnehme, den Himmel, das Licht, das mein Gesicht berührt.

Er hat sein rostiges altes Auto langsam satt und denkt daran, sich ein neues zu kaufen. Da ihm nun aber ständig bewußt ist, wie kurz sein Leben sein kann, ist ihm der Gedanke gekommen, daß die Kosten eines neuen Autos, eines Kühlschranks oder anderer Dinge danach bemessen werden sollten, wieviel Zeit man für sie aufgeben muß. Das Preisschild sollte einem eigentlich sagen, wie viele Arbeitstage es kosten würde, das glänzende neue Ding, das man zu brauchen meint, zu erwerben. Wie viele Tage lang kann man *nicht* wandern, spielen oder einfach tun, was man möchte? Der Aufkleber an dem neuen Auto würde einem sagen: «Grundpreis: $ 20000 (für jemanden, der $ 15/Std. verdient: 167 Tage oder 33 Arbeitswochen = 1333,3 Stunden des Lebens).» Er wird versuchen, nicht mehr von einem neuen Auto zu träumen, und weiterhin die alte Kiste fahren.

Wenn ich nicht so elend aufs Geldverdienen konzentriert gewesen wäre, als Margaret noch lebte, hätte ich mehr Zeit mit ihr verbracht, hätte mehr Reisen mit ihr unternommen und ihr all die Briefe geschrieben, die ich ihr immer schreiben wollte.

Er hat den Luxus, sein eigener Chef zu sein, und zur Zeit flieht er sein Büro, wann immer er kann. Heute hat er die Einwände des Geschäftsmanns in sich ignoriert und sich ein paar Stunden freigenommen, um im Schatten zu sitzen und das *Bardo Thödol* zu lesen, das Tibetanische Totenbuch.

Es ist als spiritueller Führer durch die Erfahrung des

Todes geschrieben worden, um einem sterbenden Menschen von einem Verwandten, Freund oder spirituellen Lehrer vorgelesen zu werden – und noch Tage nach dem Eintreten des Todes, in dem Glauben, daß der Tote es noch hört. Der buddhistisch-tantrischen Tradition zufolge kommen einige sehr heilige Menschen nach ihrem Tod sofort ins Nirwana. Wir übrigen fallen in einen traumähnlichen bewußtlosen Zwischenzustand, in dem die Seele eine Reihe von Stufen – oder Wegen – durchläuft, wo sie phantastischen Geschöpfen begegnet – einige davon beseligend, überwiegend aber furchteinflößend.

An einem Punkt wird der Tote mit wutentbrannten Gottheiten konfrontiert – schrecklichen Ungeheuern. Doch das *Bardo Thödol* tröstet: «Fürchte dich nicht. Hab keine Angst. Erschrick nicht. Wisse, daß sie die Verkörperung deines eigenen Intellekts sind.»

Das *Bardo Thödol* beschreibt den Tod als eine andere Phase der Existenz, eine phantastische Abenteuerfahrt durch die eigenen Illusionen und eine Gelegenheit, sich von ihnen zu befreien. In seinem Vorwort zu diesem Buch sagt Lama Anagarika Govinda, das *Bardo Thödol* enthalte wesentliche Ratschläge für die Lebenden, denn es helfe uns, den fundamentalsten menschlichen Irrtum zu vermeiden:

> «Diese Illusion besteht in der Identifizierung des Individuums mit seiner temporären, vergänglichen Form, sei sie körperlich, seelisch oder mental, und führt zu der irrtümlichen Vorstellung einer persönlichen, für sich und in sich selbst bestehenden, gesonderten Ichheit und zu der Furcht, sie zu verlieren. Wenn jedoch der Jünger gelernt hat, sich mit dem Ewigen, dem Dharma, dem Unvergänglichen Licht der Buddhaschaft in seinem Inneren zu identifizieren, dann wird seine Todesfurcht wie eine Wolke vor der aufgehenden Sonne verschwinden.»
>
> *Anagarika Govinda, Vorwort zum Bardo Thödol*

Beim Steineschleppen erschrickt er, als er einen toten Schmetterling in der Auffahrt liegen sieht. Ein dunkler Flügel ragt von dem zerquetschten Körper auf und bewegt sich in der Brise. Als er näher herangeht, erkennt er, daß es sich nicht um ein totes Geschöpf handelt, sondern um ein zusammengerolltes Blatt. Wenn man hungrig ist, kann man das Wort *Not* für *Brot* halten. Er sieht immer noch Margaret in Autos vorbeifahren oder in einer Schlange an der Ladenkasse stehen.

Ein ruhiger Septembermorgen. Er sitzt auf der Veranda, ißt ein Brötchen mit Orangenmarmelade und trinkt eine Tasse starken, dampfenden Kaffee. Licht schimmert unten auf dem Teich und fällt auf die Blätter eines Heckenrosenstrauchs am gegenüberliegenden Ufer. Konzentrier dich und nimm die Außenwelt wahr, sagt er sich. Nur die Außenwelt.

Er sieht sich um und hat das Gefühl, zufrieden sein zu dürfen.

Ein Gedicht von Dylan Thomas geht ihm durch den Kopf, als er zwischen den Schierlingstannen hindurch zum Fluß geht und sich hinsetzt, um es noch einmal zu lesen. *Weigerung, den Flammentod eines Kindes in London zu betrauern* hätte über Margarets Tod geschrieben sein können. Wie kann man sich nur weigern, den Tod eines Kindes zu beweinen?

Inspiriert, wie er annimmt, von der Nachricht über ein Kind, das bei einem Feuer starb, behauptet Dylan Thomas in dem Gedicht, er wolle nicht über «das Majestätische und das Brennen im Tod dieses Kindes» trauern. Als er das Gedicht noch einmal liest, beginnt er zu verstehen, was Thomas empfand: Alles, was er oder irgend jemand sonst über den Tod des Mädchens auch sagen mochte, würde seine Heiligkeit verraten. Selbst die üblichen Elegien über Unschuld und Jugend hält er für blasphemisch. Und er schließt mit der kalten Realität des Todes:

«Londons Tochter liegt tief bei den ersten Toten,
Umhegt von den langen Freunden, dem Korn, das dauert
Jenseits der Zeit, ihrer Mutter schwarzen Adern von allen Seiten,
Heimlich an der fahrenden Themse mit ihren Booten,
Deren Wasser nicht trauert.
Nach dem ersten Tod gibt es keinen zweiten.»

Dylan Thomas, Weigerung, den Flammentod eines Kindes in London zu betrauern

Ich sitze am Ufer unseres Flusses, lese das Gedicht laut, und das Rollen des «Wassers, das nicht trauert» fügt den Worten seine eigene Musik hinzu.

Zunächst macht das Gedicht mich nur traurig, doch als die unerbittliche Forderung des Dichters, das «Majestätische» am Tod zu akzeptieren, in mein Bewußtsein dringt, schöpfe ich ein wenig Mut. Der Dichter war nicht der Vater des Mädchens, das in den Flammen starb, also konnte er leichter philosophisch sein. Trotzdem, die Verbindung, die er zwischen der toten Tochter, der lebenden Mutter und allen früher Gestorbenen herstellt, hilft mir, Margarets Tod in einem größeren menschlichen Zusammenhang zu begreifen.

Am Mittwoch hat er Ambulanzdienst. Das Funkgerät an seinem Gürtel könnte ihm jeden Moment mitteilen, daß ein Kind überfahren worden ist oder daß ein Mann im Supermarkt einen Herzanfall erlitten hat. Das Gerät bei sich zu tragen hat ihn schon immer nervös gemacht, doch jetzt fährt er bei jedem Knistern zusammen. In ruhigeren Momenten stellt er es sich vor wie ein EKG, das an die Menschheit angeschlossen ist. Wenn mit dem kollektiven Körper etwas passiert, nehmen die Sensoren es auf und warnen ihn. Doch sein Bauch sagt ihm, daß es eher einen Dämon beobachtet, der im Schatten lauert und Menschen ohne Vorwarnung niederschlägt. Einen Dämon, den er sehr fürchtet.

Wie gerührt ich bin, wenn Amanda neben mir geht und ihre vierjährige Hand in meine schiebt! Ebenso schnell läßt sie wieder los und rennt hinter ihren Brüdern her den Hügel hinauf.

Lauf, kleines Mädchen, durch das hohe Gras, mit sausenden Händen und fliegenden Füßen vorbei an erschreckten Käfern.

Vor Jahren, als er einen Zeichenkurs besuchte, sagte der Lehrer, sie sollten nicht über das nachdenken, was sie zeichneten, denn wenn man denke, ein Auge sei ein Oval mit einem Punkt darin, dann sehe man nicht das wirkliche Auge vor sich mit dem Schatten, den das gesenkte Lid wirft. Er befaßt sich noch einmal mit den *«Vier Quartetten»*:

«. . . Uns scheint
Im besten Fall der Wert der Erkenntnis,
Die wir aus Erfahrungen gewinnen, äußerst beschränkt.
Erkenntnis erlegt ein Muster auf und verfälscht,
Denn das Muster wird mit jedem Augenblick anders,
Und jeder Augenblick bringt eine neue und erschütternde
Umwertung von allem, das wir gewesen.»

Auf der Suche nach Antworten auf Fragen zu Leben und Tod «findet der Fuß keinen Halt», schreibt Eliot, und wir sind «bedroht von Irrlichtern und Ungeheuern, ausgesetzt böser Verzauberung». Selbst das Alter, meint er, bringt uns keine Weisheit.

«Die einzige Weisheit, die wir erwerben können,
Ist die Weisheit der Demut: Demut ist ohne Ende.»
T. S. Eliot, East Coker

Ist Demut wirklich leichter zu erreichen als Weisheit? Ich sehe im Wörterbuch nach und finde sie definiert als

«Die Eigenschaft oder der Zustand, im Geist bescheiden zu sein: Freiheit von Stolz und Arroganz».

Eine Altweibersommernacht auf der Insel Martha's Vineyard. Mieke und er sitzen mit Irene und Vin, den Freunden, die im letzten Winter so rücksichtsvoll und zartfühlend Margarets Asche aus dem häßlichen Plastikbehälter in die geschnitzten Holzkästen füllten, am Lagerfeuer, schauen auf die rote Glut und reden darüber, wie gemütlich es ist, abends bei einem Feuer zu sitzen.

Uralte Formen der Gottesverehrung waren Reaktionen auf die magischen Eigenschaften des Lichts – im Feuer, in den Sternen, der Sonne. Die ältesten Götter in der Geschichte der Menschheit waren die Götter des alten Indien, die Devas, deren Name im Sanskrit von dem Wort für Helligkeit abgeleitet ist. Diese Götter, deren Lob in frühen heiligen Liedern gesungen wurde, repräsentierten das Leuchten der Welt. Die Menschen erwarteten von diesen Göttern offenbar keine Erklärung über das Wesen der Dinge. Anders als die Götter späterer Zeitalter wurden die Devas nicht als Götter gesehen, die Ordnung aus dem Chaos geschaffen hatten. Sie waren weder gut noch böse, sie waren nicht mehr und nicht weniger als der strahlende Glanz des Universums.

Nicht weit von der Stelle, wo jetzt ihr Lagerfeuer brennt, habe ich einmal mit Margaret auf einer Decke gelegen, und wir haben den Himmel nach Sternbildern abgesucht: «Siehst du einen Bären, einen Schwan, eine Königin auf ihrem Thron?»

Am Katamah Beach hat er vor noch nicht langer Zeit der kleinen Margaret beigebracht, wie man sich von den Wellen des Ozeans tragen läßt. Sie reckte den Kopf hoch, kniff die Augen zu und quietschte, während das Wasser sie zum Ufer trug. Jetzt sieht er sie vor sich, wie sie im glitzernden Sand tanzt; das Wasser schimmert auf ihrer sonnengebräunten Schulter.

Bevor sie geboren war, hatte er sich am Rücken verletzt, als er gegen die großen Wellen ankämpfte. Später hat er gelernt, daß man das Meer nur genießen kann, wenn man seine überlegene Kraft respektiert; wenn man sich von den richtig gemeinen Wellen überspülen läßt, bereitwillig untergeht, sich mit ihnen krümmt und rollt.

Mieke und er liegen in einem sandigen Tal zwischen sanften Sanddünen, die sie vor dem Meereswind schützen. Die Kraft der Sonne durchdringt die kühle Septemberluft und erfüllt seinen Körper mit sanfter Wärme.

Er liest über Mato-Kuwapi, einen Sioux, dessen Name «Von Bären gejagt» bedeutet. Mato-Kuwapi widerstand den Bemühungen der Missionare, ihn zum Christentum zu bekehren, und unmittelbar vor seinem Tod im Jahre 1915 sprach er über den alten Glauben seines Stammes, den er noch immer in seinem Herzen bewahrte.

> «Wenn ein Mann ein Kunstwerk herstellt, das von allen bewundert wird, sagen wir, daß es herrlich ist; aber wenn wir den Wechsel von Tag und Nacht sehen, die Sonne, den Mond und die Sterne am Himmel und die wechselnden Jahreszeiten auf Erden mit ihren reifenden Früchten, muß jeder erkennen, daß dies das Werk von einem weit Mächtigeren sein muß, als der Mensch es ist. Wakan tankas großartigstes Werk ist die Sonne, ohne die wir nicht leben könnten . . .
> Wir sprechen zu Wakan tanka und wissen, daß er uns hört, und doch ist es schwer, unsere Beziehung zu ihm zu erklären. Die meisten Indianer glauben, daß nach dem Tod eines Mannes sein Geist irgendwo auf der Erde oder im Himmel ist. Wir wissen nicht genau wo, aber wir sind sicher, daß sein Geist noch lebt. Schon häufiger hatten Männer zu ihren Lebzeiten vereinbart, nach ihrem Tod zu Freunden zu sprechen – falls Geister zu Lebenden sprechen könnten. Aber sie kamen nie wieder, um zu uns

zu sprechen – es sei denn im Traum. So ist es mit Wakan tanka. Wir glauben, daß er überall ist, doch er verhält sich zu uns wie die Geister unserer Freunde, deren Stimmen wir nicht hören können.»

Wie der Hauch eines Büffels im Winter

Dies scheinen ihm die Worte eines Mannes zu sein, der mit seiner Ungewißheit Frieden geschlossen hat. Dieser alte Mann hat zugegeben, daß er weder über den Gott Wakan tanka noch über die Geister der Toten viel wußte. Er glaubte an etwas, doch er bemühte sich nicht übermäßig, es zu definieren.

«Ich höre und gewahre Gott in jedem Ding,
Doch begreife ich ihn nicht im geringsten.»
Walt Whitman, Gesang von mir selbst

Das Leben verliert man nicht, indem man stirbt, sagte Stephen Vincent Benét, man verliert es in jeder Minute, die vorübergeht, Tag für Tag, «achtlos auf tausenderlei Weise». Eine Lebenszeit ist eine Reihe von Augenblicken: sterbende Augenblicke, wenn man gegenüber dem, was geschieht, gleichgültig oder unbeteiligt ist, lebendige Augenblicke, wenn man Anteil nimmt.

Ein Fremder kam zu Buddha und fragte: «Bist du ein König?»

Buddha antwortete: «Nein.»

«Bist du ein Priester?»

«Nein.»

«Bist du ein Gott?»

«Nein.»

«Was bist du dann?»

«Ich bin wach.»

Das bedeutet *Buddha*: der Erwachte.

> Margarets Tod hätte mich wachgeprügelt haben müssen, doch ich lasse noch immer viele Augenblicke, Stunden, ja Tage meines Lebens einfach vorübergleiten. Wenn ich noch eine Zeitlang hiersein werde, möchte ich meine Augen offenhalten. Ich habe das Gefühl, ich schulde es Margaret, dem Leben um mich her und in mir selbst wach zu begegnen, doch immer noch nicke ich ein, und Augenblicke sterben, sind für immer vorbei.

Es sind Spiegel im Haus, doch er hat sich seit Monaten nicht mehr richtig betrachtet. Er rasiert sich, bürstet eilig sein Haar. Das Licht in ihrem Badezimmer ist schwach, und wenn er sich abends die Zähne putzt, sieht er seine Gesichtszüge verschwommen. Daher ist er entsetzt, als er im hellen Licht des Friseurladens sein Gesicht klar und deutlich vor sich hat. Wer ist dieser traurige alte Mann, der bis zum Kinn in einen Umhang gehüllt ist? Der eine Mundwinkel dieses Burschen ist herabgezogen, und seine Augen haben den Blick von jemandem, der auf dem Operationstisch liegt.

> Hat die Depression mir das Leben ausgesaugt? Ich fühle mich noch lebendig, zwar angekränkelt von Kummer und Müdigkeit, doch zur Genesung fähig ... denke ich jedenfalls. Andererseits – warum wache ich immer noch jede Nacht auf, genau um die Zeit, zu der das Feuer ausbrach? Warum weine ich so leicht und sehe Leichen auf der Straße, wo doch nur Schatten sind?

Die Herbst-Tagundnachtgleiche kommt und bringt einen klaren Himmel. Am späten Vormittag verläßt er sein Büro und geht den Hügel hinauf, um seinen Kreislauf in Schwung zu bringen. Hoch im Blau läßt sich ein Habichtpaar vom Wind tragen, sie fliegen gen Süden. Nachdem er eine Zeitlang durch den Wald gegangen ist, setzt er sich auf einen Felsen unterhalb der Kiefern. Die Sonne beleuchtet eine Gruppe goldener Farne ganz in der Nähe. Ihre anmutigen Formen glühen im Licht zwischen den langen Schatten der Bäume. Dieses Bild beruhigt ihn irgendwie. Die Natur trauert nicht mit ihm um seine Tochter, sie umhüllt sie, zieht sie in sich hinein wie jedes lebende und sterbende Wesen. Sein Geist ist besänftigt durch ihre Schönheit, und etwas in ihm ahnt eine Verbundenheit.

Thoreau war den größten Teil seines einsiedlerischen Lebens glücklich im Wald, doch eines Tages, als er sich einsam fühlte, schrieb er:

> «Als mich während eines feinen Regens diese Gedanken noch beherrschten, kam auf einmal das Gefühl einer so süßen, wohltuenden Geselligkeit in der Natur über mich im Rauschen des Regens, in jedem Laut und Blick um mein Haus herum. Diese unendliche, unerklärliche Freundschaft, die mich plötzlich gleich einer Atmosphäre umfing, ließ mir die eingebildeten Vorteile der menschlichen Nähe unbedeutend erscheinen, so daß ich seither niemals mehr daran dachte. Jede kleine Tannennadel dehnte sich aus und schwoll von Sympathie, wurde mir zum Freunde.»
>
> *Henry David Thoreau*

Dieser Flug der Phantasie, der menschliche Gefühle auf Bäume, Wolken, Blumen und andere Dinge der Natur überträgt, ist ein Beispiel für das, was John Ruskin als *pathetic fallacy*, den «bedauerlichen Irrtum» der Vermenschlichung der Natur bezeichnete. Seit Ruskin diesen Begriff einführte, um die romantische Dichtung lächerlich zu machen, haben Schriftsteller, die Redewendungen wie «grausames Meer», «wütender Sturm» oder «verzehrende Flamme» gebrauchten, es riskiert, der geistigen Labilität bezichtigt zu werden. Ruskin meinte, solche Gedanken deuteten darauf hin, daß ein Schriftsteller «vor Kummer den Verstand verloren» habe.

Das mag im modernen, abfälligen Sinne des Wortes bedauerlich sein, doch solche Formulierungen gibt es immer wieder – wohl weil Menschen tatsächlich ein Gefühl der Verbundenheit mit der Natur haben, und ob dieses Gefühl auf Gegenseitigkeit beruht oder nicht, spielt keine Rolle.

Als Margaret noch klein war, war es ein Spiel zwischen ihnen, Tränen in Gelächter zu verkehren. Nach einem bösen Sturz saß sie auf dem Boden und weinte. «Was ist denn passiert, Liebes?» fragte er. «Ich hab mir den Kopf an der Wand gestoßen!» Er schlug die Wand, sagte: «Böse Wand!», und sie kicherte. Er schlug noch einmal zu, und sie lachte und lachte, während ihr die Tränen über die runden, rosigen Wangen liefen.

Die Kiefern stehen dunkel vor dem nächtlichen Himmel, als Mieke und er von einem Abendessen bei Mimi nach Hause gehen. Nach einer Periode kühlen Herbstwetters ist es wieder sommerlich warm geworden, und zu ihren Füßen glühen hier und dort winzige Lichter im Gras: Leuchtkäfer, die in der Kühle der vergangenen Tage zu Boden gefallen sind. Sie sind zu schwach, um zu fliegen, und werden sicher sterben. Er hebt einen auf, und der Käfer krabbelt langsam in seiner Hand herum. Er hat noch genug Leben in sich, um auf Wärme zu reagieren und noch einmal aufzuleuchten in einem verzweifelten Versuch, ein Weibchen anzulocken, bevor die endgültige Kälte hereinbricht.

Am Morgen geht er in seiner Auffahrt auf und ab, gemartert von seinem Gehirn, das plappert wie ein Radio, das noch läuft, obwohl niemand mehr im Raum ist. Er hat zu viele Bücher gelesen, in denen versucht wird, das Unerklärliche zu erklären. Er kann einfach nicht aufhören, jenem törichten Selbst nachzugeben, das immer noch versucht, alles zu begreifen.

In einer Zen-Geschichte fragt ein Mönch den Meister: «Was ist Geist?»

«Geist.»

«Ich verstehe nicht, Herr.»

«Ich auch nicht.»

Er spürt, daß daran etwas Wahres ist, und doch ist da noch ein Teil seines zersplitterten Selbst, der lauscht, um einen Anflug von Sinn zu erhaschen, etwas, das alles erklären könnte.

Eine andere Geschichte aus der Zen-Tradition erzählt von einem Mönch, der sich den Kopf über die Frage der Unsterblichkeit zerbrach.

«Wie kann ich der Gefangenschaft von Geburt und Tod entkommen?» fragte er.

Der Meister erwiderte: «Wo bist du?»

Aus dem Funkgerät an seiner Hüfte kommt eine Stimme: «Rettungswagen zur Platt Road 22. Ein Säugling hat einen Krampfanfall.» Er fährt zu schnell, seine Hände zittern, das Gehirn kreist mit Raketentreibstoff. Das Baby liegt auf dem Wohnzimmerteppich, die junge Mutter schluchzt: «Mein Baby! Mein Baby stirbt!» Auch er kann die Tränen kaum zurückhalten, als Terry und er die rundlichen Beinchen und den sich hebenden und senkenden kleinen Bauch abwischen – obwohl er weiß, daß das Baby am Leben bleiben wird.

Sein Psychologenfreund Bradley, der, als er ankam, mit seinem Astrologen telefonierte, rügt ihn wegen seiner Zweifel an astrologischen Deutungen und ähnlichen Dingen. Als er Bradley erzählte, daß er multiple Sklerose hat, meinte der, sie könne durch Kummer hervorgerufen worden sein. Diese Vorstellung hat eine gewisse metaphorische Stichhaltigkeit: Er ist nicht in den Wald gegangen, um sich zu erschießen, statt dessen richtet sein Immunsystem seine Gewehre gegen den eigenen Körper. Er zweifelt nicht daran, daß der Geist den Körper beeinflussen kann und daß bei manchen Krankheiten psychische Faktoren eine Rolle spielen. Wenn er inoperablen Krebs hätte, würde er wahrscheinlich umgekehrt denken, daß Liebe und Hoffnung heilen können. Doch er bezweifelt, daß Kummer bewirken kann, daß die Hüllen seiner Nerven zerfressen werden. Er möchte nicht sagen, daß er es für unmöglich hält – er weiß es einfach nicht –, aber er kann sich nicht vorstellen, daß irgend jemand so etwas mit Sicherheit wissen kann.

Er erzählt Bradley von dem Traum, in dem er Margaret am Strand begegnete und nicht wußte, ob sie lebte oder tot war. Bradley meint, er sei kurz davor, das Paradox zu akzeptieren, daß sie beides sei. Laß das Entweder-oder fallen, und denke und akzeptiere die Möglichkeit des Sowohl-als-auch. «Nun ja, sie ist sowohl tot als auch lebendig in dem Sinne, daß sie noch immer in meinem Herzen ist, aber ist sie wirklich lebendig?» Bradley hebt eine Augenbraue.

> Vielleicht ist es falsch, skeptisch zu sein, nicht in einem rationalen Sinne falsch, das glaube ich nicht, sondern falsch, weil ich mir den Trost entgehen lasse, den der Glaube an Engel oder an den Einfluß der Sterne auf das Leben des Menschen bereithält. Manchmal sehne ich mich danach, solche Dinge glauben zu können, doch mein Verstand sagt mir, daß Sehnsucht nicht genügt. Zwar bin ich mir der Grenzen meines Verstandes deutlicher bewußt als je zuvor, doch ich kann ihn nicht vollkommen ausschalten.
>
> Ich bin «Verstand», «Herz», «Kind», «Ego» – eine ganze zänkische Familie. Das ist die eine Möglichkeit, meine inneren Konflikte zu beschreiben, doch diese inneren «Charaktere» verschwören sich und vermischen sich sogar. Es mag der Verstand sein, der die Vorstellung von einem liebenden Gott zornig verwirft, doch scheint er vom Ego kontrolliert zu werden, wenn die «Gründe» dafür nur der Selbstbestätigung dienen, was ja oft der Fall ist. Und dann sind da noch die Maskeraden – wenn der Verstand den Vater spielt, der das tö-

richte Herz beschwichtigt und beschützt, dann aber grausam wird und das Herz in den Wandschrank sperrt. Es war schwer, herauszufinden, wer es ist, der die Realität von Margarets Tod nicht anerkennen will. Ist es das Kind, das zu viel verlangt, oder das Ego, das ein so offensichtliches Beispiel für seinen Mangel an Einfluß auf die Welt nicht ertragen kann? Und wer von ihnen allen ist es, der weiß, daß sie für immer fortgegangen ist?

Wenn ich am Teich sitze, höre ich eine Stimme sagen: «Es ist Zeit, wieder an die Arbeit zu gehen.» Eine andere aber sagt: «Bleib hier und sieh noch ein Weilchen zu, wie das Licht auf dem Wasser tanzt.» Wer entscheidet?

Sein Schwager Jan kommt, um für das Baby, das in etwa einer Woche erwartet wird, ein Kinderbett und andere Sachen abzuholen. Als er ihm hilft, die Kartons voller winziger Kleidungsstücke und Spielsachen ins Auto zu laden, möchte er sagen: *Das nächste Mal, wenn ich dich sehe, wirst du Vater sein,* aber er verkneift es sich, weil er fürchtet, wenn er es sagt, könnte das Baby sterben oder Jan, oder eine andere Tragödie könnte sich ereignen.

Doch als er abfährt, lehnt Jan sich aus dem Fenster und ruft: «Das nächste Mal, wenn wir uns sehen, bin ich Vater!»

OKTOBER

Er denkt an den Tag vor einem Jahr, als seine Mutter, Mieke und er Margaret im College besuchten.

Sie schauten sich den Campus an, lernten ein paar von Margarets Freunden kennen und sahen ihr sonniges kleines Nest von einem Zimmer unterm Dach, oben in einer Wohnung, die sie sich mit zwei anderen Mädchen teilte. Sie freuten sich, daß sie so zufrieden war mit ihrem Studium, mit ihrer Arbeit in einem Heim für schwererziehbare Kinder und mit ihrem Freundeskreis.

Nach dem Abendessen erzählte sie ihnen von einem Traum, in dem ein Vampir auf sie zugekommen war und sie in seinen Dienst hatte nehmen wollen. Sie hatte eingewilligt, um ihre Freunde zu retten. Der Vampir hatte gesagt, sie solle sich anzünden, und versicherte, es werde ihr nichts passieren. Sie hatte tatsächlich ein Feuer entfacht, an ihren Beinen, doch als die Flammen an ihrem Körper emporschlugen, hatte sie es sich anders überlegt und war davongelaufen.

Obwohl sie vorhatte, Psychologie als Hauptfach zu wählen, winkte Margaret verächtlich ab, als er sagte, sie solle vielleicht über diesen Traum nachdenken. Einige Tage später schrieb er ihr und fragte sie, warum sie glaube, ihre Freunde retten zu müssen. Ob das eine Rolle sei, die sie spielen müsse? «Weißt du noch, daß deine Freunde in der Schule dich Mama genannt haben?»

Als er den Tagebucheintrag über diesen Besuch im Oktober liest, trifft ihn besonders, daß sie damals keine Ahnung hatten, welche Tragödie einen Monat später geschehen sollte. Wie eine fröhliche Gesellschaft in einem Zug, der auf eine eingestürzte Brücke zurast. Er weiß, das ist nicht erstaunlich, und doch, wenn er zurückblickt, scheint es seltsam, daß ihnen eine so ungeheure Katastrophe unmittelbar bevorstand und sie sie nicht vorhersehen konnten.

Konnten sie das wirklich nicht? Hatte Margarets Traum womöglich gezeigt, daß etwas in ihrem Innern wußte, was ihr bevorstand? Ein faszinierender Gedanke. Doch er kommt zu dem Schluß, daß sein Bedürfnis, das zu glauben, vor allem auf dem Wunsch basiert, es möge wahr sein; es ist der Wunsch, dem menschlichen Bewußtsein mehr Macht zuzubilligen.

> «Was die Zukunft betrifft, ist deine Aufgabe nicht, sie vorauszusehen, sondern sie möglich zu machen.»
>
> *Antoine de Saint-Exupéry, Wisdom of the Sands*

Seine Mutter, die sich wegen seines Mangels an tröstlichem Glauben sorgte, hat ihm ein sehr populäres Buch über spirituelle Dinge geschenkt. Es enthält viele schöne Gedanken:

> «Dies ist der Vorgang des Sterbens: Eine Seele hat in der Lebenszeit eines Menschen ihr Ziel erreicht, und sie überlegt, ob sie bleiben und etwas anderes beginnen möchte oder nicht. Es spielt keine Rolle, wie alt oder jung ein Mensch chronologisch ist – der Vorgang ist der gleiche.
>
> Die Seele entscheidet schließlich: Ich habe unter diesen besonderen Umständen alles getan, was ich konnte. Von nun an werde ich

darin unfruchtbar sein, und das würde nicht der vollkommenen Liebe dienen. Deshalb werde ich heimkehren.»

Emmanuel's Book II (ed. Rodegast and Stanto)

Der Autor glaubt offensichtlich, daß die Seele entscheidet, wann und wie der Körper, den sie bewohnt, sterben wird. Wenn sie meint, es sei Zeit heimzukehren, sorgt sie für eine Krankheit, einen Unfall, einen Mord.

Ich höre eine Stimme sagen: «Wäre es nicht schön zu wissen, daß Margaret sterben wollte?» Doch mein Verstand schreckt davor zurück. Wie kann man das wissen? Vielleicht ginge es mir besser, wenn ich glauben könnte, daß Margarets Seele beschlossen hatte, es sei Zeit zu sterben, doch wenn ich in meinem Innern forsche, finde ich lediglich den Wunsch, es möge so sein. Andere Menschen mögen in solchen Dingen zu einer inneren Gewißheit gekommen sein – mir geht es anders.

Die Gewißheit würde meinen Ordnungssinn befriedigen. Mit Sicherheit würde sie mir ein Gefühl der Kontrolle geben, das mir sehr willkommen wäre. Doch möchte ich wirklich das tun, wovor Thomas Huxley gewarnt hat: die Realität verzerren, damit sie meinen Wünschen entspricht?

Der Dichter John Keats beschrieb eine menschliche Eigenschaft, die er «negative Fähigkeit» nannte und die er folgendermaßen definierte: «. . . fähig zu sein, in Unsicherheit, mit Geheimnissen und Zweifeln zu leben, ohne jegliches aufgeregte Streben nach Tatsache und Vernunft.» Das wäre eine Eigenschaft, die es wert wäre, gepflegt zu werden. Wenn ich meinen Ego-Verstand überzeugen kann, sein «aufgeregtes Streben» zu bezähmen, vielleicht werde ich dann fähig sein, mit den Geheimnissen um mich her in Frieden zu leben.

Er liest ein Buch von einem vietnamesischen buddhistischen Mönch, und dabei erinnert er sich an zwei quälende Bilder aus dem Vietnamkrieg. Das erste ist das eines jungen Mädchens in Flammen, das vergebens versucht, dem brennenden Napalm, das an ihrem Körper haftet, zu entkommen. Das zweite ist das eines buddhistischen Mönchs im Lotussitz, umgeben von Flammen, die er selbst entfacht hat; neben ihm steht der Benzinkanister. Das Bild des Mädchens zeigt reines menschliches Entsetzen: Vielleicht hat sie gerade ein Stück Papaya zum Frühstück gesucht, und plötzlich verbrennt das flammende Gelee ihre Haut, ihr Haar. Der Mönch, der sich selbst angezündet hat, sitzt da, als bedeuteten die Flammen nichts. Diese beiden Bilder haben sich ihm eingeprägt, sein geistiges Auge sieht das eine und das andere, und dann vermischen sie sich – das kleine Mädchen sitzt still in den Flammen, der Mönch schreit und rennt.

> Tatsache ist, auch wenn es nicht passieren durfte, es ist passiert – sie ist gestorben. Meine liebe Tochter Margaret ist in einem Feuer umgekommen. Da hilft kein Leugnen, und ich täte gut daran, es nicht nur zu akzeptieren, sondern mir diese schreckliche Wahrheit immer vor Augen zu halten. Dadurch, daß mir die Realität des Todes mit solcher Gewalt klargemacht wurde, bin ich vielleicht auf seltsame Weise privilegiert. Ich habe das Gefühl, daß ich ihn mit Respekt behandeln muß, indem ich nicht versuche, ihn zu etwas anderem zu machen, als er ist, und daß er mich, wenn ich ihm ins Auge blicke, nicht vernichten wird. Im Gegenteil, er könnte die Brille sein, durch die ich klarer sehe, die Linse, die mir hilft zu erkennen, was wirklich und was wertvoll ist.

Mohammed sagte: «Stirb, bevor du stirbst.» Jesus sagte: «Wer sein Leben behalten will, wird es verlieren, und wer sein Leben verlieren will, wird es behalten.» Eine ähnliche Botschaft ist der rote Faden im Herz-Sutra.

Wie wäre es, so zu leben, als sei man bereits gestorben? Es gibt eine Geschichte über einen Mönch in einer Stadt in Tibet, in der Soldaten allen Mönchen, deren sie habhaft wurden, den Bauch aufschlitzten und die Eingeweide herausrissen. Als die Mönche im Kloster das hörten, flohen sie in die Berge – alle bis auf einen. Als die Soldaten kamen, stand er im Klosterhof und erwartete sie. Die Soldaten rissen das Haupttor nieder, und der General schritt in den Hof. Er zog sein Schwert und bedrohte den Mönch, doch der Mönch rührte sich nicht. Der General starrte dem Mönch in die Augen und sagte: «Weißt du, daß ich mit diesem Schwert deinen Bauch aufschlitzen und deine Eingeweide herausreißen könnte, ohne mit der Wimper zu zucken?»

Der Mönch schwieg einen Moment, dann sagte er: «Weißt du, daß ich dich mit deinem Schwert meinen Bauch aufschlitzen und meine Därme herausreißen lassen könnte, ohne mit der Wimper zu zucken?»

«Sterben, bevor du stirbst» bedeutet seinem Verständnis nach Tod, nicht des lebenden Organismus, sondern des Ego, des Selbst, das sich als getrennt vom Rest der Welt versteht. Der Tod des Ego bedeutet ebenso wie der Tod des physischen Körpers eine Art von Verschmelzen dessen, was war – oder als seiend verstanden wurde, nämlich des Individuums –, mit dem Universum als Ganzes. Tot und begraben, zerfällt das Ego, verliert sich selbst, vermischt sich mit der Erde. Humus.

Er hat über Meditationen gelesen, die es dem widerstrebenden Selbst erleichtern können, den Tod zu akzeptieren: Man liegt ganz still und stellt sich vor, gerade gestorben zu sein. Sieh deinen Körper bewegungslos liegen, mit geschlossenen Augen, kein Ein- und Ausatmen durch Mund und Nase. Mit der Zeit wird deine Haut gelb, allmählich violett, und dein Körper bläht sich auf. Würmer und Käfer kommen, Vögel picken Stückchen aus deinem toten Fleisch. Flüssigkeit tritt aus, das Fleisch fällt zusammen. Immer mehr von deinem Körper wird aufgefressen, Knochen, Zähne, leere Augenhöhlen werden entblößt. Langsam, langsam verliert dein Körper ganz und gar seine Form und verwest, wird zu Erde.

Manche sagen, diese Meditation sei am effektivsten, wenn man sich dazu in einen Sarg lege.

Er hatte oft versucht, das Rauchen aufzugeben, doch es gelang ihm erst, als Margaret fünf oder sechs Jahre alt war. Er zündete sich eine Zigarette an und stellte sich vor, er habe Lungenkrebs und liege sterbend im Krankenhaus. Er malte sich in allen Einzelheiten aus, wie Margaret ihn zum letzten Mal besuchte und mit ihrer Kleinmädchenstimme sagte: «Auf Wiedersehen, Daddy.» Er schloß die Augen. Der Klang ihrer Stimme und das Bild blieben von überwältigender Realität. Da lag er inmitten eines Wirrwarrs von Schläuchen und rang nach Atem. Das kleine Mädchen stand an seinem Bett, eine Hand auf seinem Arm. Er würde sie nicht mehr aufwachsen sehen. Er würde sie nie wiedersehen.

Er machte die Zigarette aus, und seitdem ruft er sich immer, wenn der Drang zu rauchen kommt, die Krankenhausszene ins Gedächtnis, und das Verlangen schwindet sofort. Bei früheren Versuchen hatte er sich immer wieder die Gründe aufgezählt, weshalb es besser sei aufzuhören: Lungenkrebs und/oder Herzanfall, die steigenden Kosten, schlechter Atem, morgendlicher Husten und so weiter. Doch die Vernunft hatte es mit seiner Sucht nicht aufnehmen können. Das Bild des kleinen Mädchens dagegen, das sich von ihm verabschiedet, rührt an etwas Stärkeres und Tieferes, etwas, von dem er hofft, daß es ihm auch in dieser Situation helfen kann.

Krankheit, hat er gelesen, kann als ein Training der Bewußtheit, der Kraft der «Aufmerksamkeit» benutzt werden.

Er liegt mit einer Grippe im Bett und konzentriert sich

auf jedes Schlucken, das in seiner Kehle brennt, das Kommen und Verebben des Schmerzes – er lehnt sich nicht dagegen auf, kämpft nicht dagegen an, beobachtet nur.

Tai-Chi-Meister haben beobachtet, daß der Kranich mit seinem Schnabel nach der Schlange hackt, die Schlange aber überlebt, indem sie nachgibt, sich windet, sich zusammenrollt, den Angriffen ausweicht. Während er die Grippeschmerzen beobachtet, spürt er, wie der geistige und körperliche Widerstand nachläßt. Und noch etwas spürt er: Loslösung von sich selbst, von seinen körperlichen Empfindungen.

Margaret war nicht ihr Körper, und ich bin nicht der meine. Was immer ich auch bin, ich bin weder ein schmerzender Beinmuskel noch ein schmerzender Hals. Ich spüre Schmerz, ich spüre Zorn, ich spüre meinen Körper, doch ich *bin* nichts von alldem.

Die Uhren sind um eine Stunde zurückgestellt worden, nun wird es zu früh dunkel. Wenn das Licht verdämmert und die wenigen goldenen Blätter, die noch am Ahornbaum hängen, verblassen, kann er es nicht ertragen, im Haus zu sein. Ich unterbreche meine Arbeit, manchmal mitten im Satz, nur um noch rauszukommen, bevor die Sonne untergeht.

Ich laufe, als müßte ich in letzter Minute ein Flugzeug erreichen, als müßte ich rechtzeitig dasein, bevor der Himmel wieder einen Tag vergehen läßt.

Es ist nicht möglich, das Licht festzuhalten oder zum Horizont zu springen und ihm zu folgen, doch es bleibt immerhin Zeit für einen letzten kurzen Gang im Hellen. Das abendliche Vergehen des Lichts nicht bewußt wahrzunehmen wäre, wie den Abschied von den Augen eines sterbenden geliebten Menschen zu versäumen.

Viele Menschen empfinden den Verlust des Sonnenlichts so wie er. Wenn die Eskimo sehen, daß die Sonne tiefer am Horizont hängt und die lange Winternacht bevorsteht, setzen sie sich zusammen und spielen das Fingerschnurspiel. Mit Handgriffen, die sie von den Alten gelernt haben, schlingen sie immer kompliziertere Muster – sie hoffen, damit die Sonne einzufangen, damit sie ein paar Minuten länger bleibt.

Die ältere Frau weint, als sie sie auf die Rollbahre legen. Sie sagt, ihr Mann sei vor sieben Jahren gestorben. «Es ist so schwer, allein zu sein», schluchzt sie und sieht ihn nicht an, obwohl er im Moment mit ihr allein ist. «Es muß sehr schwer sein», sagt er und legt seine Hand auf die ihre. Er stellt sich vor, wie es wäre, wenn er Mieke nicht hätte.

> Doch ich weiß, daß ich allein bin, wie wir alle mit unserem Schmerz und unserer Angst allein sind. Andere können mit uns fühlen und unsere Hand halten, doch das Leben wird uns mit Sicherheit zu einer Stelle führen, wo sie zurückbleiben und wir den Flammen allein gegenüberstehen.

Am Teich rufen keine Frösche, es sind keine Insekten mehr da. Die Iris, die einmal hohe gelbe Flammen waren, sind ins Wasser gefallen und schütten ihre rubinroten Samen in den Schlamm. Bunte Blätter schwimmen auf der Wasserfläche, Windstöße treiben sie zwischen Fetzen von gespiegeltem Himmel dahin. Die Libellen haben ihre Eier in dicht versiegelten Kapseln gelegt und sind fortgeflogen, um zu sterben. Die Zierschildkröten, die sich den ganzen Sommer über am Ufer sonnten, haben ihre Jungen ausgebrütet und sich im kalten Schlamm vergraben, wo sie, kaum noch lebendig, überwintern werden.

> Und doch bin ich zum ersten Mal seit Monaten voller Energie. Ohne daß ich einen Grund dafür wüßte, vi-

briert inmitten von Tod und Zerstörung mein Körper vor Leben.

Inzwischen akzeptiere ich sie alle, Gott den Vater, Jahwe, Odin, Zeus, den falkenköpfigen Horus, Wischnu und alle geringeren Götter und Göttinnen, die edlen Gesichter, die fließenden Gewänder, die goldenen Elefanten, die vielarmigen Tänzer. Ich sehe sie und nehme sie auf als Bilder, geformt von Menschen, die das Chaos fürchteten und vom Licht geblendet waren. Ich lasse alle die Mythen, Evangelien und Theologien gelten, weil sie auf etwas hinweisen, das mehr mit Hoffnung als mit Vernunft zu tun hat.

Der heilige Thomas von Aquin sagte: «Das göttliche Wesen in seiner Unermeßlichkeit übersteigt jede Form, nach der unser Intellekt greift, deshalb können wir es nicht dadurch erfassen, daß wir wissen, was es ist.» Und dennoch versuchen wir es, denn nicht zu wissen ist schwer zu ertragen. Vor einigen Monaten hat mich das, was ich für unsäglich dumm hielt – der Glaube an einen liebenden Gott –, wütend gemacht. Außer mir über Margarets Tod, konnte ich nicht verstehen, wie Menschen, vor allem diejenigen, deren Kinder gestorben waren, glauben konnten, daß Gott sie liebte. Da ich selbst mit dieser Vorstellung des väterlichen Aufsehers aufgewachsen war, brauchte ich jemanden, den ich anklagen konnte, jemanden, den ich hassen konnte für das, was geschehen war; und da war Er, in meiner Erinnerung noch gegenwärtig, unter den Schichten des Bewußtseins noch lebendig. Kurz nach Margarets Tod sah ich eine Frau mit einem Aufkleber auf dem Auto, auf dem stand: GOTT LIEBT DICH – ich hätte sie am liebsten von der Straße gedrängt. Vorgestern habe ich die gleiche Botschaft gelesen und nur mit den Achseln gezuckt.

Jetzt, da meine Wut sich allmählich besänftigt,

sehe ich Ihn und all die anderen Götter als meinen eigenen «bedauerlichen Irrtümer» nicht unähnlich; Phantasien von Menschen, die vor Kummer den Verstand verloren hatten. Zwar glaube ich nicht, was andere glauben, doch habe ich das verzweifelte Verlangen verspürt zu verstehen, und ich weiß, daß ich mich nicht von ihnen unterscheide. So mißgönne ich niemandem einen Glauben, der ihm hilft, den Tag zu überstehen.

Als sie im Rettungswagen ankommen, finden sie einen verwahrlosten Burschen vor einem Haus auf der Erde liegen. Er ist offenbar gekommen, um vor den Augen seiner Exfrau und seiner Tochter zu sterben. Durch die Schiebeglastüren sieht man, wie sie im Wohnzimmer sitzen und versuchen, ihn nicht zu beachten. Es ist ein kalter Nachmittag, und der junge Mann ist blaß und fröstelt. Sie sind von dem Dispatcher gewarnt worden, daß er Aids haben könnte. Auf ihre Fragen murmelt er, daß er große Mengen Alkohol und Drogen zu sich genommen habe, doch jede weitere Auskunft verweigert er. Sie können die Frau dazu bewegen, nach draußen zu kommen und mit ihnen zu sprechen, doch sie bekundet keinerlei Interesse an seinem Wohlergehen. «Nehmen Sie ihn mit, und sorgen Sie dafür, daß er nicht wieder herkommen kann, ja?» Und als sie ihn hochheben, sieht der Mann die Frau an und jammert: «Ich habe mehr genommen als letztes Mal! Diesmal ist es schlimmer!» Seine Tochter bleibt im Wohnzimmer sitzen, sie hat ihrem Vater den Rükken zugekehrt.

Ein Zen-Meister, von seinen Schülern gebeten, ein paar weise Worte an die Tafel zu schreiben, schrieb: AUFMERKSAMKEIT. Als sie nach einer Erklärung fragten, schrieb er: AUFMERKSAMKEIT AUFMERKSAMKEIT.

Für jemanden, der von Kummer betäubt ist, ist *Aufmerksamkeit* ein stark wirkendes Mittel. Sie ist eine Art von Wachheit, die durch alle Kanäle des Bewußtseins eine Verbindung zur Realität herstellt. Depression kann einen wie eine Mauer von der Welt trennen, *Aufmerksamkeit* durchstößt sie. Und, vielleicht das Entscheidende in meinem Fall, *Aufmerksamkeit* ist ein Gegenmittel zur Beschäftigung mit sich selbst.

Ich habe von Black Elk, Thoreau und anderen gelernt, daß *Aufmerksamkeit*, besonders für die Natur, einen heilenden Einfluß auf mich hat. Jetzt lese ich Thich Nhat Hanh, der sagt, jede Handlung sei ein Ritus, ganz gleich, was man tue, und wenn man Geschirr spüle. «Klingt das Wort ‹Ritus› zu feierlich?» fragt er. «Ich verwende das Wort, um dich wachzurütteln, damit du begreifst, daß Aufmerksamkeit eine Angelegenheit von Leben und Tod ist.»

Er ist immer gern gelaufen. Als Junge rannte er durch die Felder, an Straßen entlang, auf Gehsteigen oder Seitenstreifen, oft mit seinem Hund, der voraussprang und sich ab und zu nach ihm umdrehte, um sich zu vergewissern, daß er noch da war. Später konnte er sich, wenn unbestimmte Ängste und zuviel Nachdenken seine Muskeln und Nerven verspannten, bei einem guten langen Lauf lockern. Selbst jetzt, da er, eingedenk der ärztlichen Warnung, nur noch geht, ist sein Körper so dankbar für die Bewegung, die Verausgabung und die Hitze, daß ihm der Gedanke kommt, in seinen Gliedern könnte noch eine Erinnerung daran leben, daß er einmal ein grasendes oder jagendes Tier war, das durch die Savannen lief und über Flüsse sprang.

Jeden Tag unternimmt er die – manchmal beträchtliche – Anstrengung, sich von seinem Schreibtisch loszureißen und spazierenzugehen oder an der Mauer zu arbeiten. Es ist immer ein Kampf zwischen dem Geschäftsroboter in ihm und jenem Selbst, das weiß, daß die Antilope nicht in einem Stall leben kann. Doch nach ein paar Schritten den Hügel hinauf, einem Blick zum Himmel, dem Hauch einer Brise kommt das Tier zum Vorschein, und das Geplapper des Roboters verebbt.

Während einer Unterhaltung mit seinem Psychologenfreund Bradley beschreibt er die Zeichnung, die er eines Morgens nach dem Meditieren gemacht hat. Sie zeigt so etwas wie ein gespaltenes Samenkorn, am Himmel darüber kreist eine Art Komet und verbindet die Teile miteinander. Er bittet Bradley um Papier und Bleistift und zeichnet das Bild für ihn. «Das ist wunderbar», sagt Bradley. «Ich sehe das als ein deutliches Zeichen persönlichen Wachstums. Du nicht auch?»

«Ja, vielleicht ... Kann sein ...», stammelt er, doch ein plötzlicher Schmerz überkommt ihn, und er beginnt zu weinen. Er fühlt sich wie ein Kind, das ein Geschenk bekommt, das in die Haut eines geliebten Menschen verpackt ist. «Wie kann ich Margarets Tod zu meinem eigenen Wachstum benutzen? Wie kann ich glücklich sein, weil sie tot ist?»

> Bin ich ein solcher Narr, daß ich meine Tochter verlieren mußte, um richtig leben zu lernen? Wie kann ich ein solches «Wachstum» akzeptieren?

Rauchgeruch steigt aus der Mappe mit der Aufschrift MARGARET auf. Die Papiere, die aus ihrem Zimmer geborgen wurden, sind braun. Die Mappe enthält ihre Kontoauszüge, Unterlagen über ihr Studentendarlehen, Versicherungsformulare, einen Brief, in dem sie ihm mitteilt, daß sie ihre Professoren mag, Kopien der Sterbeurkunden. Er nimmt eine zur Hand und liest, was darauf steht. Name, Geschlecht, Sozialversicherungsnummer, Sterbe- und Geburtsdatum (in dieser Reihenfolge), Ort des Todes, Rasse, Beruf, Familienstand, Adresse, Gewährsperson (er selbst), Bestattungsinstitut und schließlich, unten auf der Seite: «Unmittelbare Todesursache: a. Kohlenmonoxydvergiftung und Verbrennungen, b. Hausbrand.» Gezeichnet: «Joseph F. Reichel, Leichenbeschauer.»

«Wie ist das möglich?» fragt die Stimme, sich immer noch gegen das auflehnend, was sie nicht wahrhaben will, und ich sage: «Ich weiß es nicht.» Es ist in Ordnung, es nicht zu wissen. «Die einzige Weisheit, die wir erwerben können, ist die Weisheit der Demut. Demut ist ohne Ende.»

Warum mußte sie sterben? Ich weiß es nicht. Hatte ihr Leben einen Zweck? Ich weiß es nicht. Und das meine? Wo ist sie jetzt? Gibt es einen Gott, der uns liebt? Ich weiß es nicht.

Eine Flamme in der Nacht,
lebendig von ihrer Hand,
brennt in ihrem Schlaf,
ein liebliches Licht
tanzt zu dem Rhythmus,
der Brise oder des Atems
oder nach ihrer eigenen wilden Melodie,
die sie hört in dem furchtbaren
Herzen der Sonne,
sie tanzt und leuchtet,
greift nach dem Mond,
wirbelt fort und fort,
sammelt alles in ihrer
strahlenden Umarmung,
durch nichts aufgehalten,
auch nicht durch die Liebe ...
und plötzlich jemand so jung
wurde nie alt;
Zeit, durchstochen,
ergoß sich über sich selbst,
eine Flut von Momenten

strömte in einem einzigen
zusammen,
der letzte wurde der erste,
und der erste für ewig der letzte.

Er liegt noch im Bett und schaut aus dem Fenster auf den heller werdenden Himmel. Er denkt über den Traum nach, in dem er Margaret am Strand begegnete. Seit Monaten versucht er zu verstehen, was sie meinte, als sie sagte: «Es ist wahr.» War wahr, daß sie «Aufschub hatte», wie sie vorher im Traum gesagt hatte, oder war wahr, daß sie tot war? Und was hat *er* gemeint, als er sie fragte: «Ist es wahr?» Die Fragen drehen sich im Kreis.

Es kommt ihm in den Sinn, daß der Traum ein Rätsel ist, ähnlich einem Zen-Koan, und daß sein Zweck – wenn Träume überhaupt einen Zweck haben – gewesen sein könnte, seinen Verstand zu zwingen, bis zur völligen Erschöpfung durch ein Labyrinth zu laufen. Das war jedenfalls die Wirkung. Der Traum deutet an, was D. T. Suzuki «die Vernunft der Unvernunft» genannt hat. Das Problem wird ein Nicht-Problem. Er muß die Unvernunft ihrer Aussage, das Geheimnis, einfach akzeptieren. «Es ist wahr.»

Licht fällt sanft in den Raum. Er spürt, wie die Spannung verfliegt und eine heilsame Erleichterung ihn durchströmt.

Ich weiß nicht, ob es das Ego, der Verstand oder beides ist – oder etwas ganz anderes in mir –, das endlich bereit ist, den Kampf aufzugeben. Was es auch ist, irgendein sturer Scheißkerl in mir seufzt: «Gut, so ist es nun mal. Ich kann es nicht erklären, und was ich auch tue, ich kann es nicht ändern.» Endlich kann ich eingestehen, daß ich in der Begegnung mit dem «überragenden, herrlichen Tod» hilflos bin.

Das mag eine Niederlage sein, doch fühlt es sich eher wie Befreiung an.

Halloween, der Tag der Geister, der spaßigen Skelette und vom Kerzenlicht glühenden Kürbisgesichter. Er liest, daß im alten Britannien und Irland dieser Tag das Ende des Sommers markierte, den Beginn eines neuen Jahres. Es war eine Zeit des Übergangs: Die Ernte war beendet, die Herden waren von den Weiden zurückgekehrt, und die übernatürlichen Kräfte der Natur mußten besänftigt werden. Die Kelten feierten Feste und ließen auf den Berggipfeln riesige Feuer brennen, um die bösen Geister zu verscheuchen. Sie glaubten, daß in dieser Nacht die Toten aus ihren Gräbern stiegen und das Land durchstreiften, um Rache an den Lebenden zu nehmen.

Als es dunkel geworden ist, schleichen Mieke und er um das Haus von Hank und Sharon, schwenken ihre maskierten Köpfe vor den Fenstern und geben Laute von sich, von denen sie hoffen, daß die Kinder drinnen sie unheimlich finden. Travis lehnt sich aus der Hintertür und ruft betont gelangweilt: «Tante Mieke und Onkel Tom, wir wissen, daß ihr es seid.»

Später, sie sind auf einer Party in einem schummrig beleuchteten alten Haus, kommt immer wieder jemand mit einem weißen Plastikgesicht auf ihn zu, einem Gesicht ohne jeden Ausdruck. Er errät nicht, wer es ist. Der Mensch hinter der Maske weigert sich, ein Wort zu sagen. Auf der Party sind viele Leute, die er nicht kennt, doch dieser eine verhöhnt ihn mit solcher Hartnäckigkeit, daß er sicher ist, daß hinter dieser ausdruckslosen Maske jemand steckt, den er gut kennt.

Er hat ein langes Gespräch mit einer Frau, deren Mann etwa um die gleiche Zeit starb wie Margaret. Sie erzählt, ihr Mann habe sich freiwillig einer Herzoperation unterzogen, um weiterhin tun zu können, was er liebte – wandern und

Vogelexkursionen führen. Er habe sich einen der besten Chirurgen des Landes gesucht, doch dann sei etwas schiefgegangen, und plötzlich sei er tot gewesen. Für die Party hat die Frau sich große schwarze Spinnen ans Kleid und in die Haare gesteckt.

Wie damals in Wien tanzen Mieke und er – zum zweiten Mal in diesem seltsamen Jahr – bis spät in die Nacht unter verkleideten Menschen, und die Person mit der totenweißen Maske tanzt ebenfalls und hört nicht auf, ihn zu plagen.

NOVEMBER

In Mexiko feiert man den *Dia de los Muertos* mit festlicher Musik, besonderen Speisen und Zeremonien. Man verschönert die Gräber, hängt gemalte Skelette an Bäume und ißt *pan de muerto*, Brot, das wie Knochen geformt und mit Zuckerguß überzogen ist. Anders als die Kelten, die Feuer anzündeten, um den Tod zu verschrecken, versammeln sich die mexikanischen Familien, um die Toten wieder in ihrem Haus willkommen zu heißen. Mit Ringelblumenblättern bestreute Pfade führen zum Haus und weisen den Weg zu den *ofrendas*, Altären mit Fotografien der Toten, umgeben von Blumen und den wertvollsten Schätzen der Verstorbenen.

In *Das Labyrinth der Einsamkeit* schreibt Octavio Paz: «Für den Einwohner von New York, Paris oder London ist Tod ein unaussprechliches Wort, an dem man sich den Mund verbrennt. Der Mexikaner hingegen befaßt sich häufig mit dem Tod, er verspottet ihn, liebkost ihn, schläft mit ihm, bewirtet ihn; er ist eines seiner liebsten Spielzeuge und seine beständigste Liebe.»

Sie fahren mit dem Rettungswagen zu einem siebzehnjährigen Mädchen, das auf einem Parkplatz überfahren worden ist. Ein älterer Mann hat zurückgesetzt und sie, die gerade mit ihrer Schwester vorbeikam, überfahren – so, daß sie unter dem Auto liegen blieb. Der Mann hörte sie schreien, legte den ersten Gang ein, gab Gas und überfuhr sie noch einmal. Sein Auto schoß vorwärts, eine Böschung hinauf und gegen einen Baum.

> Das war zuviel für mich. Beim Aussteigen vergaß ich, die Blinklichter auszuschalten, was der Batterie überhaupt nicht guttat. Wie sich zeigte, war die junge Frau nicht so schwer verletzt, wie ich es mir vorgestellt hatte, was gut war, denn andernfalls wäre ich zu nichts zu gebrauchen gewesen. Statt ihre Verletzungen zu behandeln, wollte ich sie in den Armen halten. Dave mußte das Denken und nahezu alle Arbeit übernehmen. Ich fuhr zum Krankenhaus – so kopflos, daß ich beim Zurücksetzen vor der Notaufnahme beinahe einen anderen Krankenwagen gerammt hätte.
>
> Solche Unfälle lösen eine ganz unmittelbare Angst in mir aus, die emporschießt und meine Sicherungen durchbrennen läßt. Ich kann nicht mehr normal denken und habe das Gefühl, daß die Welt aufs neue auseinanderfällt. Ich werde den Ambulanzdienst für einige Zeit aufgeben und hoffe, allmählich zu lernen, daß es zwar Gefahr gibt, daß sie aber nicht hinter jeder Ecke lauert.

Miekes fünfundachtzigjährige Tante Noenoe, die – wie zumindest alle dachten – seit Jahren mit einem Bein im Grabe steht, lebt in einem Apartment in New York, ist aber für eine Weile besuchsweise aufs Land gebracht worden. Die winzige alte Frau, verkrüppelt von Arthritis und Schlaganfällen, sitzt zusammengekauert in ihrem Rollstuhl, starrt aus dem Fenster und erklärt mit der dröhnenden Stimme eines Feldmarschalls: «Diese Vögel sind zu groß!»

Eine junge Afrikanerin namens Fannely Zulu aus Chimbunda Village in Sambia sieht ihn von einem Zeitungsfoto an seiner Pinnwand an. Sie sitzt anmutig auf dem Boden, vor dem Eingang ihrer kleinen Hütte, ihr Kopf ist rasiert, und in ihrem Blick liegt entrückte Erschöpfung. Ihr rasierter Kopf ist das Zeichen der Trauer: Sie trauert um ihr Baby, das an Aids gestorben ist.

Fannely Zulu ist schon seit April an der Pinnwand. Sie war jemand, von dem er kein Senfkorn hätte annehmen können. In dem Artikel zu dem Foto steht, daß Mrs. Zulu, die zwanzig Jahre alt ist und zwar müde, aber doch gesund aussieht, selbst Aids hat. Ein Krankenhausangestellter bringt die Hoffnung zum Ausdruck, daß sie schnell sterben wird.

Auf dem Weg in die Neurologie macht er an einem Kaufhaus halt, um zur Toilette zu gehen. Ein Mann im Rollstuhl versucht mühsam, die Tür zu einer Zelle zu öffnen. Er bietet seine Hilfe an, und als er den Fremden auf die Toilette hebt, sagt der, er habe multiple Sklerose. «Ich habe auch MS», antwortet er. Der Mann dreht sich in seinen Armen um und schaut zu ihm auf: «Sie haben sicher noch Aufschub!» Und durch die geschlossene Toilettentür: «Ich war in Ihrem Alter, als ich es bekam, aber machen Sie sich nicht zu große Sorgen; man kann lernen, damit zu leben.»

In der Klinik untersuchen ihn die Neurologen und fragen ihn aus – Kontrolle über Blase und Darm? Sexuelle Funktionsstörungen? Gedächtnis, Sprache, Lähmungserscheinungen? Er fühlt sich merkwürdig geschmeichelt von ihrem intensiven Interesse. Der Chefarzt, ein hochgeachteter Forscher, sagt, man wisse noch nicht, wie multiple Sklerose zu heilen sei, doch man glaube an eine «aggressive» Behandlung der Symptome. Der Arzt gibt ihm seine Karte und sagt, er solle ihn sofort anrufen, wenn er einen Anfall erleide.

Er verläßt die Klinik und fragt sich, warum er so ruhig

ist. Er hofft, daß er nicht doch irgendwo tief in seinem Innern noch glaubt, den Lauf der Dinge beeinflussen zu können.

Chuang Tzu erzählt von einem Weisen, der schwer verkrüppelt wurde:

> «Doch schien er ruhigen Herzens und unbesorgt. Er schleppte sich hinkend zum Brunnen, betrachtete sein Spiegelbild und sagte: ‹Du meine Güte! So krumm und schief hat mich also der Schöpfer gemacht!›
> ‹Ärgert dich das?› fragte Meister Ssu.
> ‹Aber nein, was sollte mich daran ärgern? Wenn es so weitergeht, wird er vielleicht irgendwann meinen linken Arm in einen Hahn verwandeln. In diesem Fall werde ich des Nachts Wache halten ... Oder vielleicht verwandelt er meine Hinterbacken in Wagenräder. Dann werde ich, mit meinem Geist als Pferd, eine Spazierfahrt machen ... Ich habe das Leben empfangen, weil die Zeit gekommen war; ich werde es verlieren, weil die Ordnung der Dinge voranschreitet ...›»
>
> *Wandering on the Way,*
> *nach der engl. Übersetzung v. V. H. Mair.*

Wenn mir aufgrund der MS die Beine versagen und ich mich vollpinkele, werde ich dann auch lachend sagen können: «Der Schöpfer hat wohl beschlossen, eine Qualle aus mir zu machen!»?

Frost glitzert im Gras, und der Morgenhimmel ist klar wie ein Spiegel. Früh draußen auf einem Spaziergang hebt er ein Blatt auf, braun und gelb gesprenkelt, trocken und voller Löcher. Die Hand, die das Blatt hält, zittert, während er zusieht, wie das Sonnenlicht in den winzigen Eiskristallen glitzert, bevor es sie wegschmilzt.

Der Tod seiner Tochter hat ihn niedergeschmettert und aufgebrochen zugleich; er betrachtet solche Dinge jetzt ein wenig länger und mit größerer Zuwendung.

Er hat vor, ins Theater zu gehen, und will ein schwarzes Jackett anziehen, zögert aber, weil er sich vorstellt, daß es auf der dunklen Straße zu einem Unfall kommt. Soll er etwas Helleres tragen, damit die Fahrer entgegenkommender Autos ihn in ihrem Scheinwerferlicht sehen können, wenn er Miekes blutüberströmten Körper in Sicherheit bringt?

> Was, wenn . . . die Lichter uns treffen? Die nasse Straße glänzt von ihrem Blut, und es kommen Lichter und immer mehr Lichter, während ich versuche, ihren verletzten Körper an den Straßenrand zu zerren. Sollte ich nicht lieber meine Ambulanzjacke ins Theater anziehen, eine reflektierende Weste? Und sollte sie nicht einen Helm tragen statt des dünnen Bandes in ihrem Haar?

Gebannt hört er während der Fahrt eine Kassette; Joseph Campbell liest aus dem Thomasevangelium: «Das Reich des Vaters ist über die Erde verbreitet, und die Menschen sehen es nicht.» Er vermutet, daß dies sich auf das menschliche Unvermögen bezieht, die Realität zu sehen, darauf, daß wir sie mit unseren Wünschen und vorgefaßten Meinungen vernebeln, während die Welt, wie sie ist, wunderbar genug ist. Hat Jesus das wirklich gesagt?

Er besorgt sich gnostische Schriften und liest, daß Jesus sich über Leute lustig machte, die dachten, das «Reich Gottes» liege irgendwo im Jenseits. Jesus sagte: «Wenn diejenigen, die euch führen, sagen: ‹Seht, das Reich ist im Himmel›, dann werden die Vögel vor euch dort ankommen.» Die Jünger verstanden nicht oder wollten nicht verstehen. Sie fragten immerfort, wann die neue Welt kommen würde. Jesus sagte: «Sie wird nicht kommen wie erwartet. Man wird nicht sagen können: ‹Hier ist sie› oder: ‹Dort ist sie›. Das Reich des Vaters ist über die Erde verbreitet, und die Menschen sehen es nicht.»

Ich identifiziere mich mit dem Widerstreben der Jünger, sich damit zufriedenzugeben. Ich erkenne die Weisheit in den Worten Jesu, aber etwas in mir ist unfähig, nicht willens oder zu ängstlich, um sie bedingungslos zu akzeptieren. Ich schaue hinaus auf den mit Laub übersäten Rasen, die verwelkten Pflanzen, unseren schwarzen Hund, der zusammengerollt neben dem Auto in der Auffahrt liegt. Kann dies das Reich des Vaters sein?

In diesem Moment weiß ich, daß es so ist. Und doch vergesse ich es bald wieder.

Ich schaudere, wenn Nick einen Spielzeugkrieger als «fürchterlich» bezeichnet. Ich frage mich, wie er ein hinreichend erhabenes Wort finden soll, wenn er mit etwas wirklich Fürchterlichem konfrontiert wird.

Jan und Mary haben einen kleinen Jungen bekommen. Ein Kind ist geboren, das, wie früher Margaret, in seinen Armen zappelt. Eine weitere Ansammlung von kosmischem Staub, eine neue Form, in der es widerhallt.

Astronomen haben kürzlich eine Galaxie entdeckt, die größte, die je gefunden wurde, mit mehr als hundert Billionen Sternen. Sie hat einen Durchmesser von über sechs Millionen Lichtjahren – sechzigmal der Durchmesser unserer Milchstraße. Dieser riesige Wirbel von Sonnen liegt im Zentrum einer Gruppe von etwa tausend anderen Galaxien, Abell 2029 genannt.

Die Entdeckung wirft wieder einmal die Frage auf, vor der die Astronomen seit langem stehen: Warum ballt sich das Stoffliche des Universums in Galaxien zusammen (oder Menschen), statt sich gleichmäßig zu verteilen wie in einer gut verrührten Suppe? Offenbar ist nicht so viel Materie im Universum, daß die Dinge durch Gravitation zusammengehalten werden, daher vermuten die Astronomen, daß ein großer Teil des Universums aus «dunkler Materie» besteht, aus etwas, das noch nicht sichtbar ist.

Mieke und er werden gebeten, Baby Daniels Paten zu sein. Sie nehmen mit Freuden an.

Ich bin den Papyruswebern unendlich dankbar, den Steinmetzen, den Gänsen, die ihre Federn gaben, Gutenberg, den Walen, deren Tod das Lampenlicht für Schriftsteller lieferte, den schwitzenden Druckern an den Pressen und einer Vielzahl von Menschen, die ihren Herzen Worte abrangen, welche Wogen von Gedanken und Gefühlen erzeugten und sich durch Sprache und Zeit bewegten und andere Menschen berührten, die wiederum ihre Worte dem Fluß hinzufügten und den Strom von Botschaften schufen: Botschaften von Menschen, die längst tot sind, an uns, die jetzt und hier leben, Botschaften an mich. Ich habe in Büchern gute Gefährten gefunden – viele, die gelitten haben wie ich, und noch mehr, die mir ihren Kummer und ihre Geheimnisse anvertraut haben als ein Vermächtnis, das ihre Zeit überdauert.

Was hat es auf sich mit diesem Wort «Gott», das so abstoßend auf mich wirkte, solange ich dachte, es bedeute immer nur «Gott, der Vater»? Heute sehe ich es als ein Wort mit tausend Bedeutungen. Ich weise es nicht mehr zornig zurück. Ich kann es auf meine Weise akzeptieren, Gott im Sinne des unnennbaren Geheimnisses, das hinter der sichtbaren Wirklichkeit liegt. Mit dieser vagen Definition kann meine sonderbare Familie aus Verstand, Ego, Herz und anderen Teilen meines Selbst leben. Andere Menschen haben es für sich mit Bedeutung angefüllt, oder sie ziehen es vor, an den Göttern ihrer religiösen Traditionen festzuhalten, und auch das kann ich gutheißen.

Manchmal denke ich, ich bin in dieser Hinsicht gar nicht so verschieden von anderen, wie ich früher annahm. Vielleicht gebrauchen selbst diejenigen, die mehr oder weniger an das anthropomorphe Gottesbild glauben, dieses Bild, weil sie es sich besser vorstellen können als das Unendliche, das Ewige, das Unbekannte. Solche Abstraktionen sind schwer faßbar und emotionell unbefriedigend. Geschichten, Mythen, Bilder von Königen, Drachen und vielköpfigen Ungeheuern sprechen uns auf eine Weise an, wie abstrakte Ideen es nicht können.

In einem Gedicht von Yeats werden Tiere belauscht, die über Gott sprechen; jedes stellt ihn sich nach seinem eigenen Bild vor.

> «Ich ging ein wenig weiterhin und hörte einen Pfau:
> Wer schuf das Gras, den Wurm und macht die Federn
> grün und blau?
> Er ist ein ungeheurer Pfau und schlägt die ganze Nacht.
> Sein träges Rad, das ist betupft mit Licht myriadenfach.»
>
> *W. B. Yeats, Der Inder über Gott*

Wenn es dem Pfau hilft, sich Gott als einen großen Vogel vorzustellen – oder Menschen, sich ihren Gott mit einem menschlichen Gesicht zu denken –, was schadet es, selbst wenn Gott nichts von alldem ist? Oder nicht eins davon, sondern alles?

Heute gehe ich soweit, alle Begriffe und Bilder des Göttlichen als Masken zu sehen, hinter denen sich das Unbegreifliche verbirgt. Ich bin mit der väterlich-christlichen Gottesmaske aufgewachsen, deshalb war sie eine geeignete Zielscheibe für meinen Zorn, als Margaret starb. Zwar habe ich halb an Gott den Vater geglaubt, weil diese Vorstellung mir jemanden bot, den ich beschuldigen konnte, doch jetzt sehe ich alle religiösen Bilder als Phantasien und fühle mich frei, mir zu nehmen, was immer sie mir an Einsichten und Trost bieten können.

Wenn eine trauernde Mutter mir sagt, es sei Gottes Wille gewesen, daß ihr Sohn starb, dann sehe ich hinter dem, was sie für Gottes Ratschluß halten mag, das, was wir gemeinsam haben – das Bedürfnis, eine Macht anzuerkennen, die größer ist als wir, und uns dieser Macht zu beugen. «Geheiligt sei Dein Name, Dein Wille geschehe . . .» Vielleicht meinen manche, wenn sie von Gottes Willen sprechen, nichts anderes als: «So ist es nun einmal» oder: «die Wirklichkeit» oder, wie in der buddhistischen Geschichte vom Senfkorn, «das Gesetz».

Heute höre ich im Anfang des dreiundzwanzigsten Psalms eine Unterwerfung unter die Realität der menschlichen Existenz. «Der Herr ist mein Hirte, mir wird nichts mangeln.» Ich interpretiere das als: «Die Wirklichkeit ist meine Richtschnur (oder mein Gesetz); ich werde nicht wünschen, was nicht sein kann, und was ist, soll mir genügen.» Das ist vielleicht nicht die Auslegung, die ich von einem Pfarrer oder Rabbiner hören würde, doch es befriedigt mich zu glauben, daß die Worte des Alten Testaments, nach denen so viele Menschen in meiner Kultur leben, auch zu mir sprechen.

Howard, einer von Margarets besten Freunden, stattet uns einen langen, tränenreichen Besuch ab. Er erzählt, Margaret habe ihn kurz vor ihrem Tod angerufen und eine Nachricht auf seinem Anrufbeantworter hinterlassen; er bewahre sie auf, habe es aber nicht übers Herz gebracht, sie noch einmal abzuhören. Als er sich zwei Jahre zuvor von Kristen, einer guten Freundin von Margaret, trennte, hatte Margaret gesagt, wenn er noch zehn Jahre warte, werde sie ihn heiraten. Sie haben immer darüber gewitzelt: «Nur noch acht Jahre, ha, ha!» Er erzählt Howard von seinem Traum, in dem er Margaret am Strand sah. Howard, ein stolzer junger Feuerwehrmann, sagt, er träume davon, sie zu retten.

Sie hat nicht mir allein gehört. Oder unserer Familie. Es gab noch andere, die sie liebten und die sie liebte.

Gott tadelt Hiob für seine Unverschämtheit und fragt ihn:

«Hebt durch deine Weisheit der Falke die Schwingen,
breitet seine Flügel aus nach Süden?
Schwingt sich auf dein Geheiß der Adler hoch
und baut sein Nest in der Höhe?»

Hiob, 39,26–27

«Erhebst du die Stimme zu den Wolken,
und gehorcht dir der Wasserschwall?
Entsendest du die Blitze, daß sie hinfahren
und zu dir sprechen: ‹Siehe, hier sind wir›?»

Hiob, 38, 34 – 35

Unfähig, solche Fragen zu beantworten, räumt Hiob ein, daß Gott keine Gründe anzugeben braucht für Schmerz, Leiden oder sonst etwas, das er zuvor nicht gesehen hat:

«Vom Hörensagen hatte ich von dir gehört;
nun aber hat dich mein Auge gesehen.»

Hiob, 42,5

Ich kann mir vorstellen, daß ich an Hiobs Stelle das gleiche sagen würde. Wenn ich seine Geschichte lese, ist mir, als hätte ich Gott auch «gesehen». Vielleicht nicht den Gott des Alten Testaments, aber eine Kraft, so furchteinflößend, daß sie mich in die Knie zwang und mich ihre unbestreitbare Majestät erkennen ließ.

In einer neueren Übersetzung des *Buches Hiob* heißt es:

«Ich habe dich mit meinen Ohren gehört;
doch jetzt haben meine Augen dich gesehen.
Deshalb will ich still sein,
getröstet, daß ich Staub bin.»

Hiob, 42,6

Hiobs Hinterfragen hat ein Ende, und seine Kapitulation, seine tröstliche Kapitulation, beginnt.

Als er am Ende des Tages wieder Steine schleppt, stellt er irgendwann fest, daß seine Mauer fast fertig ist. Er harkt die Blätter beiseite, damit er – und andere – sie besser sehen können. Die unregelmäßige Anordnung der unterschiedlichen Formen, obwohl alles andere als perfekt, befriedigt ihn. Die Mauer ist solide, ein schweres, gelungenes Bauwerk, doch er weiß, wie die Schwerkraft zieht, wie Tiere graben, wie Frost den Boden aufwirft, wie die Erde bebt – selbst die besten Mauern fallen einmal auseinander.

Aber mich wird sie überdauern. Sie zieht sich hier neben den Kiefern hin – auch wenn ich nicht mehr da bin –, und irgendein Mann oder eine Frau wird stehenbleiben und denken: «Wer hat wohl diese Mauer gebaut und warum? Sie hat doch keinen praktischen Zweck.» Vielleicht läßt man sie stehen – auch ohne zu wissen, welch verzweifeltem Bedürfnis sie ihre Entstehung verdankt, einfach weil sie schön ist.

In einem Traum schneidet Margaret Fleischlappen ab, die unter meiner rechten Achselhöhle gewachsen sind. Sie benutzt eine Schere, doch es tut nicht weh, denn das Gewächs ist ohnehin mehr oder weniger totes Fleisch.

Der japanische Zen-Schriftsteller Kenko schrieb:

> «Wenn der Mensch niemals vergehen würde wie der Tau von Adashino, nie verschwinden wie der Rauch über Toribeyama, sondern für immer auf der Welt verweilte, wie würden die Dinge ihre Macht verlieren, uns zu bewegen! Das Kostbarste im Leben ist seine Ungewißheit.»

Das Altwerden – falls ich alt werden sollte – stelle ich mir so vor, daß auch du älter wirst und mich beobachtest wie jemand, der von einem Fenster aus einen Menschen beobachtet, der unten auf der Straße Pakete schleppt. Ich hoffe, du wirst mich auch dann noch lieben, trotz meiner Fehler. Du warst zwar noch ein Kind, als du starbst, aber du hattest sicher schon herausgefunden, wie schwer es ist, ein Mensch zu sein. Solltest du je sehen, wie ich mich abmühe, und mich ermutigen wollen, reiß bitte das Fenster auf und ruf mich!

An Thanksgiving waren sie das letzte Mal mit ihr zusammen. Während der fünfstündigen Fahrt zum Familientreffen erzählte sie von ihren Professoren und dem, was sie in diesem Semester gelernt hatte. Ihr Enthusiasmus war eine Erleichterung für ihn. Er hatte befürchtet, daß sie das College vor allem als Gelegenheit betrachten würde, sich auf Partys zu vergnügen. Während der Fahrt hatten Mieke, Margaret und er zum ersten Mal seit Monaten wieder eine lebhafte Diskussion, und er sah, was er zu sehen gehofft hatte – ihr wachsendes Interesse an der Welt außerhalb ihres eigenen Lebens und ihres Freundeskreises. Er hatte selbst versucht, dieses Interesse in ihr zu wecken, doch seine Versuche waren eher ungeschickte Bemühungen gewesen, ihr seine eigene Neugier auf Dinge zu vermitteln, die sie in der Regel «langweilig» fand.

Auf einem Bild im Fotoalbum sitzt sie lächelnd im Kerzenlicht neben ihrer Großmutter an der Thanksgiving-Tafel. Nach dem Essen sangen Mieke und Margaret. Ein Lied hatte in etwa diesen Text: Später einmal werden wir alles wissen, später werden wir verstehen, warum. Nur Mut, meine Brüder, lebt im Sonnenschein! Wir werden alles verstehen.

> Es ist noch früh am Tag. Ich sitze unten am Fluß auf der dunklen, schattigen Seite, blicke hinüber zum anderen Ufer, auf sonnenbeschienene Bäume, und sehe, daß etwas anders ist. Vor Monaten hat mich die Stille der Bäume bedrückt. Ich empfand sie als kalt und gleichgültig gegenüber Margarets Tod. Sie hätten vor Schmerz beben sollen, so wie ich. Jetzt sehe ich, daß sie eine stille Kraft besitzen, fast so etwas wie Mut. Die hohe Schierlingstanne, die sich über das Wasser neigt, verlangt nichts, urteilt nicht, was sein und was nicht sein sollte, und im Unterschied zu mir hat sie nie gewünscht, daß das Leben anders sein sollte, als es ist.

Heute vor einem Jahr ging er seinen üblichen Beschäftigungen nach, arbeiten, essen, die Hunde ins Haus und hinauslassen, ohne zu ahnen, was mit Margaret geschehen würde. Sie war gerade nach Thanksgiving ins College zurückgekehrt und bereitete sich auf ihre Prüfungen vor. Er erinnert sich, daß er an diesem Tag glücklich war beim Gedanken an den Menschen, der sie einmal sein würde.

Er hatte aus einem Katalog ein Weihnachtsgeschenk für sie bestellt, ein winziges Taschenmesser mit einer Klinge, Schere, Nagelfeile, Zahnstocher, Pinzette, und er hatte ihren Namen darauf prägen lassen. Er hat es nach ihrem Tod nicht wegwerfen können. Jetzt trägt er es in der Tasche und zieht es fast täglich hervor. Da liegt plötzlich ihr Name in seiner Hand, MARGARET, silbern auf schwarzem Grund, zwischen Vierteldollars, Zehnern und Pennies.

DEZEMBER

Heute morgen stehen die Bäume starr in der Kälte, die dunklen Äste reglos vor dem Hintergrund des Himmels. Und dort scheint die Sonne, mein Liebes, niedrig und fern durch die Bäume, und sie steigt auf mit dem gleichen Versprechen von Wärme wie an jenem Morgen vor einem Jahr, als du zum letzten Mal aufgewacht bist.

Weißt du, wohin die Bienen geflogen sind, um sich vor der Kälte zu verstecken? Ich weiß es nicht genau, aber sie sind wohl nicht weit von hier, vielleicht oben am Hügel, in einem alten Baum. Sie drängen sich zusammen, lassen die Muskeln ihrer Flügel spielen, um ihre Königin zu wärmen und den kostbaren Honig weich zu halten.

In ein paar Wochen, bald nach der Wintersonnenwende, wird die Königin ihre Eier für die nächste Bienengeneration legen. Und dann, wenn die Erde sich wieder der Sonne zugeneigt hat, werden die Jungen ausschlüpfen und hinaus in die duftende Frühlingsluft fliegen.

Zweiter Dezember, ihr «Todestag». Es schwankt zwischen Herbst und Winter, der Himmel ist grau, und von der Temperatur her könnte es regnen oder auch schneien. Mieke und er gehen schweigend den Berg hinauf, beide in Gedanken versunken. Sie überqueren einen kleinen Bach, gehen an einem Feld entlang und erreichen die hohen Schierlingstannen am Fuße des Berges. Hier fließt ein Bach, der von ganz oben kommt, von dort, wo sie hinwollen; zwischen Felsen und Bäumen wirbelt er mit starkem Gefälle talwärts. Der Pfad, dem sie folgen, wird schnell steiler.

Er versucht, sich von störenden Gedanken zu befreien – nicht an den Fehler in der Druckereirechnung zu denken oder daran, daß er tanken muß, bevor sie nach Hause fahren –, indem er auf die Steine und Wurzeln auf dem Pfad schaut. Die Knöchel und Sehnen des Berges. Er merkt, daß hier etwas nicht stimmt. Alle paar Meter haften graubraune Haare an den Knoten der Wurzeln und den scharfen Steinen auf dem Pfad. Nach einer Weile geht ihm auf, daß diese Haare von einem Hirsch stammen, der weiter oben geschossen und – noch warm – über diesen Pfad hinuntergeschleppt worden ist. Er findet es nicht fair, daß ihn an diesem Tag solche Zeichen daran erinnern, daß ein pulsierendes Leben plötzlich ausgelöscht wurde, doch sie sind da. Er macht Mieke darauf aufmerksam, dann hebt er einige Haare auf und steckt sie ein.

Sie überqueren den Bach auf wackeligen Felsblöcken und setzen ihren Aufstieg auf der anderen Seite fort. Wieder versucht er, nur an Margaret zu denken – oder an gar nichts. Nur gehen, einen Schritt nach dem anderen. Fuß über die Wurzel, dann zwischen die Steine, hinauf auf den gefallenen Baum und darüber hinweg. Der Pfad klettert am Bach entlang steil bergauf und biegt schließlich nach links ab, in einen Hang mit alten Schierlingstannen. Dort lassen sie das Rauschen des herabschießenden Wassers hinter sich. Es ist still, nur ihr Atmen und die Geräusche ihrer Stiefel auf dem

Boden sind zu hören. Sie bleiben stehen, um auszuruhen, und reichen einander schweigend die Wasserflasche, dann gehen sie weiter. Der Pfad windet sich höher den Berghang hinauf und führt sie wieder an den Bach. Sie stehen auf einem Felsblock und schauen hinauf zu einem hohen, schmalen Wasserfall, der durch das Licht in einen felsigen Teich fällt.

Stunden später, oberhalb der Quelle des Baches, kriecht er eine lange, schräge Steinfläche hinauf, die Augen von Tränen verschleiert. Bald ist er auf dem Gipfel des Berges, auf dem offenen Platz mit Kieferngestrüpp und niedrigen, windgebeugten Birken, wo er sich vor einem Jahr ins Handgelenk geschnitten und sie «begraben» hat. Er erinnert sich, wie er seinen ruhelosen Körper durch das Klettern ermüden mußte, wie er hoch oben in Wind und Licht sein mußte, so nahe am Himmel, wie er nur sein konnte, ohne selbst zu sterben. Seit damals hat er sie sich immer hier oben vorgestellt, unter den Sternen liegend, auf dem Rücken der Hirsche reitend. Mit dem Ausblick auf die Berge und dem weiten Horizont könnte dies der Gipfel in den Dakotas sein, den Black Elk «den Mittelpunkt der Welt» genannt hat.

Er sitzt auf dem windumwehten Felsvorsprung, auf dem er auch letztes Jahr gesessen hat, als der Schmerz über ihren Tod ihm noch das Herz zerriß und er nicht aus noch ein wußte. Dort unten, weit in der Ferne, kräuselt sich ein kleiner See. Eine Stimme in ihm schluchzt: «Ach, es war so schwer.» Er holt tief Luft und blickt hinaus über die Berge zum Himmel. Es erscheint ihm durchaus möglich, daß sie irgendwo da draußen ist. Der Wind bläst ihm ins Gesicht. Er atmet ein, langsam, tief, und die Wellen des Schmerzes ebben langsam ab. Im Rhythmus seines Atmens hört er eine andere Stimme: «Ich bin hier, mein Lieber, ich bin hier.»

Während aller Jahreszeiten meiner Trauer haben ein Morgenspaziergang im Wald oder ein paar Minuten am Fluß oder unter dem Nachthimmel mich sanft aus meiner Beschäftigung mit mir selbst gelockt. Unter den Autoren, die über die Schönheit und das Mysterium der Natur geschrieben haben, sind mir Henry David Thoreau, Aldo Leopold, Annie Dillard und Lewis Thomas die liebsten.

Ich empfehle auch, Gedichte zu lesen, sowohl alte als auch moderne; ihre Wortmusik tröstet und ermutigt.

ZUM WEITERLESEN

Agee, James, *Ein Todesfall in der Familie (A Death in the Family)*, Dt. von Gerda v. Uslar, Reinbek 1991

Bhagavad Gita, Gesang des Erhabenen, A. d. Sanskrit v. Richter-Ushanas, E., Bremen 1983

Campbell, Joseph, mit Bill Moyers, *Die Kraft der Mythen. Bilder der Seele im Leben der Menschen*, Dt. v. Hans U. Möhring, Zürich 1994

Frankl, Viktor, *Der Mensch vor der Frage nach dem Sinn.* Eine Auswahl a. d. Gesamtwerk, Vorw. v. Konrad Lorenz, München 1996

Glasenapp, Helmuth von, *Der Pfad zur Erleuchtung, Grundtexte der buddhistischen Heilslehre*, Düsseldorf 1956

Huxley, Aldous, *Die ewige Philosphie*, Dt. v. H. R. Conrad, Zürich 1949

Kübler-Ross, Elisabeth, *Was können wir tun? Antworten auf Fragen nach Sterben und Tod*, Gütersloh o. J.

Kushner, Harold S., *Wenn guten Menschen Böses widerfährt*, Gütersloh 1994

Levine, Stephen, *Wer stirbt? Wege durch den Tod*, Dt. v. Martin Wendt, Bielefeld o. J.

Lewis, C. S., *Über die Trauer*, Dt. v. Alfred Kuoni, Hameln 1992

McLuhan, T. C., *Wie der Hauch eines Büffels im Winter. Indianische Selbstzeugnisse*, Dt. v. Elisabeth Schnack, Hamburg 1979, PB 1995

Sogyal Rinpoche, *Das tibetische Buch vom Leben und vom Sterben*, Dt. v. Thomas Geist, Bern, München, Wien 1993

Suzuki, Shunryu, *Die große Befreiung, Einführung in den Zen-Buddhismus*, Bern, München 1979

Thoreau, Henry David, *Walden oder Leben in den Wäldern*, Dt. v. E. Emmerich und T. Fischer, Zürich 1979

Das Tibetanische Totenbuch, nach der engl. Fassung des Lama Kazi Dawa-Samdup hg. v. W. Y. Evans-Wentz, neu bearb. u. kommentiert v. Lama Anagarika Govinda, Dt. v. Louise Göpfert-March, Olten und Freiburg 1971, 1989

Viorst, Judith, *Mut zur Trennung. Menschliche Verluste, die das Leben sinnvoll machen (Necessary Losses)*, Dt. v. Uschi Gnade, München 1990

QUELLENNACHWEIS

Auden, W. H., aus dem Gedicht «Musée des Beaux Arts», Dt. v. Astrid Claes und E. Lohner, *Gedichte – Poems,* Wien 1973

Eliot, T. S., aus verschiedenen Gedichten, Dt. v. Nora Wydenbruck, aus *Gesammelte Gedichte,* 1902–1962, Hrsg. Eva Hesse, Frankfurt 1988

Gibran, Kahlil, aus *Der Prophet,* Olten, Freiburg 1973 (25. Aufl. 1990), Dt. v. Karin Graf

Honig, Edwin, aus dem Gedicht «Quest», aus *The Moral Circus, Poems,* 1955

McLuhan, T. C., *Wie der Hauch eines Büffels im Winter, a. a. O.*

Ovid, *Metamorphosen,* Dt. v. Johann Heinrich Voß, Frankfurt 1990

St. Vincent Millay, Edna, aus dem Gedicht «An Ancient Gesture», aus *Collected Poems,* 1954, 1982

Simpson, Louis, aus dem Gedicht «The Goodnight», aus *Selected Poems,* 1959

Stafford, William, aus dem Gedicht «A Memorial: Son Bret», aus *The Darkness Around us is Deep, Collected Poems,* 1993

Thomas, Dylan, aus dem Gedicht «Weigerung, den Flammentod eines Kindes in London zu betrauern», aus *Und dem Tod soll kein Reich mehr bleiben,* Gedichte, Dt. v. Erich Fried, Berlin 1984

Thoreau, Henry David, *Walden oder Leben in den Wäldern,* a. a. O.

Das Tibetanische Totenbuch, a. a. O.

Tschuang-Tse, *Dichtung und Weisheit,* aus dem chinesischen Urtext übers. v. Hans O. H. Stange, Wiesbaden 1936, 5. Aufl. Frankfurt 1989

Viorst, Judith, a. a. O.

Whitman, Walt, *Grashalme,* Dt. v. Erich Arendt, Leipzig 1969

Yeats, W. B., *Werke I. u. III.,* Hrsg. v. Werner Vordtriede, Neuwied u. Berlin 1972

Zitate, die nicht in deutscher Übersetzung vorlagen, wurden von A. R. Frank-Strauss übersetzt.

SELBSTHILFEGRUPPEN FÜR VERWAISTE ELTERN

Sollten Sie keine Selbsthilfegruppe in Ihrer Nähe aufgeführt finden, wenden Sie sich bitte an die Selbsthilfegruppe *Verwaiste Eltern Hamburg* oder an eine andere Selbsthilfegruppe, die Sie über weitere Adressen informieren können.

Deutschland

Verwaiste Eltern Hamburg e. V.
Anja Wiese
Esplanade 15
20354 Hamburg
Tel.: 0 40/35 50 56-43

Elisabeth Nüßlein
Arbeitsgemeinschaft Familie
Jacobsplatz 9/IV
96049 Bamberg
Tel.: 09 51/50 26 26

Verwaiste Eltern Berlin
Birgit Jahn
Arnulfstraße 77
12105 Berlin
Tel.: 0 30/7 53 81 47

Verwaiste Eltern Dresden
Beate Gnauk
Scheidemantelstraße 9
01237 Dresden
Tel.: 03 51/2 88 19 83

Verwaiste Eltern Hannover
Christiane Pfister-Wolfarth
und Dr. med. Konrad Wolfarth
Neckarstraße 11
30519 Hannover
Tel.: 05 11/8 38 70 38

Trauernde Eltern Mainz e. V.
Tim Sittel
Postfach 39 44
55029 Mainz
Tel.: 0 61 31/83 48 69

Verwaiste Eltern München e. V.
St.-Wolfgangs-Platz 9
81669 München
Tel.: 0 89/4 80 88 99-0

Kristiane Gebhardt
Volberg 4
51503 Rösrath-Hoffnungsthal
Tel.: 0 22 05/91 16 97

Verwaiste Eltern Steinhagen e. V.
Bahnhofstraße 21
Postfach 12 62
33792 Steinhagen
Tel.: 0 52 04/79 10

Thomas Bäumer
Kinderklinik Tübingen
Förderverein für krebskranke Kinder
Justinus Kerner Straße 5
72070 Tübingen
Tel.: 0 70 71/44 04 63

Schweiz

Regenbogen Schweiz
Präsidentin
Agnes Maire
Krähenbergstraße 13
2543 Lengnau
Tel.: 0 32/6 52 11 81

Irène Simmen
Segantinistraße 23
7000 Chur
Tel.: 0 81/2 84 72 33

Annemarie Lieberherr
Rotenwies 47
9056 Gais
Tel.: 0 71/7 93 27 02

Marianne Sulser
Bourg-de-Four 24
1204 Genf
Tel.: 0 22/3 10 40 28

Trudi Troxler
Im Wiederkehr
6024 Hildisrieden
Tel.: 0 41/4 60 12 78

Sylvia Diethelm
Bourguillon 17
1723 Marly
Tel.: 0 26/4 36 13 61

Iris Widmer Tassinari
Bahnhofstraße 88
4313 Möhlin
Tel.: 0 61/8 51 09 52

Margrit Eberlin
St. Peterstraße 7
8200 Schaffhausen
Tel.: 0 52/6 43 48 51

Rita Gauschi
Spühlihalde 9
3098 Schliern
Tel.: 0 31/9 71 34 10

Käti Oberholzer
Niederweg 13
8907 Wettswil
Tel.: 01/7 00 36 45

Österreich

Traude Kreiner
Erlsberg 82
8953 Donnersbach
Tel.: 0 36 83/22 31

Renate Kloepfer
Gniebing 244
8330 Feldbach
Tel.: 0 31 52/29 72

Helga und Paul Goditsch
Sparbersbachgasse 41
8010 Graz
Tel.: 03 16/82 61 54

Christine Jung
Neubaugasse 15
8230 Hartberg
Tel.: 0 33 32/6 39 22

Josefine Muelleder
Althellmonsoedt 17A
4202 Hellmonsoedt
Tel.: 0 72 15/35 02

Margit Klaritsch
Mozartstraße 63
9020 Klagenfurt
Tel.: 04 63/26 21 27

Marlies Diaz
Dorfstraße 5
6074 Rinn
Tel.: 0 52 23/87 10

Sybille Brunner
Georg-von-Trapp-Straße 24
5026 Salzburg
Tel.: 06 62/63 65 09

Pauline Schönauer
Karl-Zwilling-Gasse 45/4
2340 Mödling bei Wien
Tel.: 0 22 36/44 054

Christine Tiefenbach
Neubaugasse 15
4600 Wels
Tel.: 0 72 42/4 43 78